用好心情創造好人生

自律神經名醫親

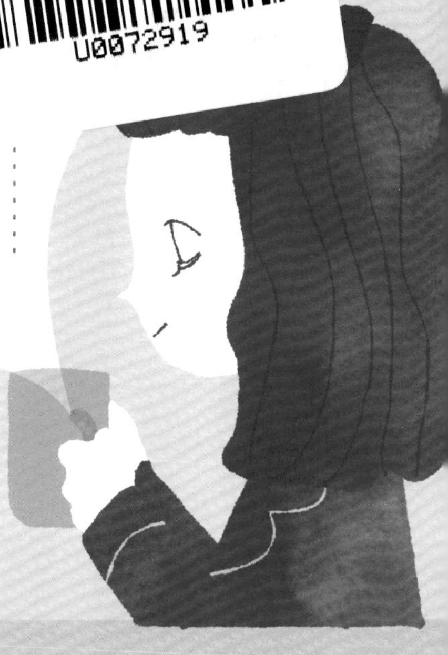

順天堂大學醫學院教授

小林弘幸——著

前言

難過、痛苦曾經是家常便飯

我從懂事開始，就經常思考**「該怎麼做，我才能每天都很有活力地去上學？」**、**「做什麼事才能鼓舞自己？」**、**「有什麼方法可以讓自己活得更開心？」**、**「如何讓自己的心情好起來？」**等問題。

我是在昭和時代的高度成長期出生長大的，父母親那一代都是拚了命地在工作。

或許因為是雙薪家庭，我們家很少有所謂「共享天倫之樂」的時光，所以我沒有什麼全家一起吃飯的記憶。當然，也幾乎不曾全家一起過生日、參加入學或畢業典禮、慶祝成年等。

而且母親在我高三時就因為胰臟癌去世，電視劇或電影裡常見的「幸福美滿家庭」對我而言根本是另一個世界。

此外，校園生活其實也有許多令人不開心的事。

我念書的時期是校園暴力仍然猖獗的年代，加上我國中參加了棒球隊，我們學校是全縣大賽的常客，所以每天練習十分操勞，讓人苦不堪言。

現在說來可能讓人難以置信，但當時練習中是不能喝水的，而且得跑幾十趟百米衝刺。萬一比賽輸了或發生失誤，同樣得罰跑……

我大學念的是醫學院，但社團卻選擇了操到不行的橄欖球隊。練球的辛苦自然不在話下，但同時還得念書，每天都像在刻苦修行。

由於實在太難熬，我甚至曾在社團活動結束後，看著睡在路邊的野狗心想：「要是變成狗，我就不用練球了。」並打從心底感到羨慕。

或許有人會想，既然那麼痛苦，那退出社團不就好了？但不管怎麼說，我終究是喜歡棒球、橄欖球，以及一起參與這些運動的夥伴，而且自尊心也不容許我中途放棄。

不過話說回來，由於每天的生活苦到讓我想逃離，因此我一直尋思**「怎麼做才能調整自己的心態？」、「如何讓自己變得更積極、更堅強？」、「如何讓自己的心情好起來？」**

我現在偶爾還是會與當年橄欖球隊的朋友相聚，大家都表示：「再也不想體驗那種生活了。」

最近的年輕學弟卻會說：「好想再回到學生時代打橄欖球。」想必他們是因為沒經歷過那種超乎想像的艱辛，所以才會懷念吧。

我自己是絕對不會想再來一次的（笑）。

當時是把「鍛鍊再鍛鍊」當成唯一目標的時代，而現在的基本原則是「用鼓勵代替責罵」、「開心就好」。我沒有貴古賤今或貴今賤古的意思，只能說這就是命吧（笑）。

所以我看到現在的年輕人開開心心練習或比賽時，都會覺得「真是青春啊！」而感到十分羨慕。

雖然不想再重來一次，但我完全不後悔當時的決定。我認為自己現在之所以能成為自律神經領域的專家，相當程度要歸功於這些經歷。

因不明所以的低潮所苦，了解到自律神經的重要

我在醫學院畢業後成為醫師，30歲時出國留學，在倫敦及愛爾蘭當了約4年的住院醫師。

我認為那4年是我人生中最耀眼的一段時光。當時身處的環境沒有多餘的壓力，可以盡情工作，而且只要付出多少努力，就能取得多少成果。

我在35歲那年回國擔任兒童外科醫師，此時倦怠感卻突然席捲而來，甚至讓我覺得「好難受」、「好想逃」。

雖然做了檢查，但找不出確切原因。在我試圖與身心低潮狀態共處的過程中，想到答案或許藏在「自律神經」之中，因此便開始了針對自律神經進行研究。

當時研究自律神經的專家幾乎是屈指可數，社會大眾也不知道自律神經失調會影響身心狀態。

因此我持續研究，首先改善了自己的狀況，接著開始舉辦演講、出書，積極地上電視及廣播節目，向仍在與原因不明低潮努力奮戰的社會大眾宣導自律神經的重要性。

許多人告訴我，「長年以來的失眠解決了」、「心態變得更積極了」、「腸胃變好，終於能享受食物的美味了」等等。

我並沒有從事動手術、開藥之類的醫療行為，但看到了眼前的患者情況確實有所改善，讓我打從心底慶幸自己身為醫師。

我認為，是因為童年的家庭環境、棒球隊與橄欖球隊的辛苦經歷、高中時母親離世、剛回國時所遭遇的低潮等，讓我得到了身為醫師的幸福。

如果我擁有全家時常齊聚一堂的美滿童年，以及無論學業或社團都很輕鬆的學生時代，自己恐怕就不會思考「怎麼做才能讓自己積極面對每一天？」、「如何擁有好心情？」之類的問題，也不會像現在這樣出關於自律神經的書了。

由於過去曾有各式各樣的經歷，因此我自認為應該多少能了解大家遭遇的身心低潮。

也希望大家記住，無論過去多麼不堪回首，沒有過去就沒有現在的自己，不要忘了「肯定自己」的重要性。

艱辛的經歷是在鋪陳未來的幸福

前一陣子舉辦的世界盃足球賽中，日本在小組預賽擊敗了上上屆冠軍德國，這場勝利被稱為「杜哈奇蹟」。

但我認為，日本能上演杜哈奇蹟是因為曾在一九九三年經歷過「杜哈悲劇」。杜哈悲劇是指日本足球國家隊在當年的世界盃亞洲區會外賽中，於傷停補時階段遭對手破門，因而無緣晉級會內賽。即使不是足球迷，應該也有很多人聽過這個詞。

在我看來，會發生杜哈悲劇是因為當時的日本隊運氣不好，但在過了幾十年後，運氣回到了日本隊身上，促成杜哈奇蹟。

在這次世界盃中，日本雖然戰勝德國，卻在下一場比賽輸給了哥斯大黎加，許多人都認為日本恐怕無法在小組賽出線了。但我當時仍堅信，這場敗仗很有可能是在鋪陳下一次的奇蹟。而後來日本果真擊敗了西班牙。

當我們為了某件事全力付出時，無論結果如何，最後都不會成為負資產。神明其實全看在眼裡。

我相信，即使在追求「幸福之道」的過程中走上了「不幸之道」，最終還是能夠得到「幸福的未來」。

電影《樂來越愛你》描述了希望成為女演員的蜜雅，與想要自己開店的爵士鋼琴家塞巴斯蒂安相戀的故事。最後一幕以有如走馬燈的方式呈現出兩人或許曾有機會走上的另一條人生道路。

我們經常認為「如果當時我選了另外一邊，結果或許就會不一樣了」、「說不定我會過得比現在幸福」。

也許我們過去不小心做出了錯誤的選擇，但重點不是因此後悔「自己當初應該選另一邊」，而是要相信「自己走過的道路一定是會通往幸福的正確道路」。

雖然無法與杜哈悲劇相比，但沒有人知道，過去的選擇會在5年、10年後帶來什麼樣的結果。

只要用好心情面對每一天，運氣絕對會聚集過來。

只會抱怨而不行動的話，不僅無助於解決問題，人生也不會前進。但如果抱持積極的心態思考「該怎麼做才能讓自己每天充滿活力」，運氣必定會在某處降臨。

或許要等到5年、10年後，但現在的艱辛都將成為鋪陳，奇蹟會發生且一切鋪陳都會產生意義。

要讓鋪陳產生意義，重點在於持續不斷行動。

電影《捍衛戰士：獨行俠》在二〇二二年引起熱烈討論，我自己也去看了3次，主角湯姆・克魯斯剛好和我同年。前一集《捍衛戰士》中有一幕湯姆・克魯斯與其他學員一起打沙灘排球的場景，而這次在《捍衛戰士：獨行俠》則是改成在沙灘上打美式足球，致敬了當年的那一幕。

透過這部電影，我強烈感受到「只要有心的話，超過60歲的大叔也能和20幾歲的年輕人一起打美式足球」的訊息。

另外，在電影中也可以看到，過去的飛機雖然機械已經老舊，但只要擁有技術並運用頭腦，一樣能贏過最先進的飛機。

想得到幸福，就不能給自己設限

有些人會用「我已經快50歲了」、「我今年都60歲了」等理由給自己設限。其實我在年過50之後，也曾有一段時間一想到剩餘的人生，就覺得「現在才想開始做什麼已經太遲了」，做任何事都嫌麻煩。

但等到退休進入倒數計時的階段時，又發覺如果只是抱著「一路平安無事到退休就好」的心態，自己在退休後就什麼也不剩了。於是我湧現了一股

「直到最後的最後都要踩著油門不放，一路衝到底！」的幹勁。

工作以外的私人生活我也抱持相同的態度。

我在體力方面雖然已經無法像年輕時那樣逞強，但並沒有拿年齡當藉口放棄任何事，反而希望自己多挑戰各種目標，永遠不嫌遲。而實際上我也真的去嘗試了。

或許有些人會覺得，所謂的挑戰就是要立下「50歲時去國外念研究所」、「跑全馬」之類的遠大目標，但其實即使是身邊的小事也無妨。

退休並不是終點，而是起點。退休之後，會有更多自由的時間。我認為剩餘的人生並非垃圾時間，而是應該要最大程度發揮過去累積的知識、成績，不斷挑戰新事物，度過充實的每一天。

而**健康的心靈則是讓你在新起點順利起步的必要條件之一**。重點就在於實踐本書介紹的自律神經調整之道，**常保積極正向的態度與好心情**。

CONTENTS

第6章 用好心情打造健康身體

1

起床後來杯咖啡
喚醒身、心，迎來好心情

第1章

如何一早就擁有好心情

THEME

1

起床後來杯咖啡喚醒身、心，迎來好心情

相信不少人都有早上喝杯咖啡的習慣。也應該有許多人只要聞到咖啡獨特的香醇氣味便被療癒，擁有一整天的好心情。

大家都知道咖啡含有咖啡因。咖啡因是帶有苦味的天然成分，咖啡、紅茶、綠茶中都含有此成分。除此之外，咖啡因還會促進自律神經中的交感神經運作。

喝下咖啡約20分鐘後，交感神經會居於主導地位，讓大腦進入亢奮狀態，使人清醒、精神為之一振。美國的研究還發現，咖啡會促進腦內神經傳導物質「多巴胺」的分泌。

分泌多巴胺能夠提升專注力、注意力，因此**咖啡有助於打開幹勁開關**。

除了讓人產生幹勁，咖啡還具有放鬆的效果。同一項研究並指出，咖啡會增加腦內經傳導物質「血清素」的分泌。

血清素又被稱為「幸福荷爾蒙」，血清素的分泌變多能讓人感到幸福、內心更積極正向。換句話說，**喝咖啡還有抗憂鬱的效果**。

喝杯熱咖啡能讓腸胃也暖起來，並促進腸胃蠕動，有助於**消除便祕**。因此如果不排斥咖啡的話，我很推薦起床後來一杯。

THEME

2

1天吃三餐，量比次數更重要！早餐一定要好好吃

年輕時為了盡量睡晚一點，索性不吃早餐；上了年紀後由於食量變小，早上吃不下東西，於是也不吃早餐……

或是為了預防生活習慣病而控制熱量、減糖，但剛好午餐或晚餐因為和朋友聚餐不小心吃太多了，所以乾脆不吃早餐，希望藉此達到控管的目標。相信很多人應該都有類似的情形。

但如果**想要顧好自律神經，讓自己擁有好心情的話，1天吃三餐是最基本的原則**。希望大家不要誤會，我指的是分3次攝取1天所需的養分，而不是

一定得確實地吃早中晚三餐。由於人體的代謝量會隨年齡下降，如果吃下去的熱量比消耗的還要多，當然會變胖。

這項原則的重點是**1天分3次進食，「不要有餓肚子的時候」**。如果感到飢餓，交感神經會優先運作，令我們感到煩躁。若因此吃甜食或狂吃一頓的話，則會導致副交感神經過度運作，打亂自律神經，變得昏昏欲睡。

早餐是最重要的。咀嚼能夠刺激腸道、使體溫上升，發動身體的引擎。如果真的不餓的話，吃香蕉、優格之類的食物或只喝味噌湯也無妨。

我建議午餐、晚餐吃7分飽，早午晚三餐規律進食，上午10點、下午3點可以在正餐之間吃一些堅果、喝熱牛奶等。由於腸道要花3小時消化吸收，因此晚餐至少要在就寢前3小時吃完。

THEME

3

早餐具有穩定血糖值、安定心神的效果

早餐不僅是打開自律神經的開關，還有另一項重要的作用，那就是**穩定血糖值**。血糖值是血液中的葡萄糖濃度，葡萄糖則來自於米飯、麵包等碳水化合物，因此進食之後血糖值自然會上升。

當血糖值上升，身體會分泌胰島素，於是血糖值又會下降。但如果空腹時間過長，下一次進食——也就是午餐時，血糖值會急遽上升，造成身體分泌過量胰島素，打亂自律神經的平衡。使人感到焦躁、不安，影響到心理層面。因此，好好吃一頓早餐便能防止血糖值劇烈波動。

有一項理論名為「第二餐效應」，認為第一餐會影響到第二餐後的血糖值。這項理論出自詹金斯博士，衡量進食後血糖值上升程度的GI值（升糖指數）正是他所提出的。膳食纖維含量高的食物及發酵食品能夠抑制血糖值上升，而抑制血糖值的激素則會在進食後4～5小時達到分泌的高峰。因此，早餐吃香蕉、穀麥等膳食纖維含量高的食物，或是納豆、優格等能夠增加腸道菌的發酵食品，有助於抑制午餐的血糖值上升。

第二餐效應會在午餐時達到高峰，之後便逐漸減弱。所以吃點心時選擇膳食纖維含量高的食物或發酵食品，能夠避免晚餐時的血糖值急遽上升。

THEME

4

攝取不同種類的發酵食品維持腸道健康

日本最近開始流行「腸活」這個詞。腸道與自律神經有著密切的關係，當交感神經居主導地位時，腸道會減少蠕動，導致便祕或腹瀉。相反地，當副交感神經活躍時，會增加蠕動，改善腸道環境，提升自律神經的狀態。自律神經若是失衡，身體、心理都會受到影響，因此**想要擁有好心情，首先就得維持腸道健康**。

我們的腸道內存在著各種菌，種類多達約1000種，數量超過1000兆個，重量約有1・5至2公斤。腸道內這些各式各樣，有如百花齊放的菌被稱為「腸道菌叢」。

這些菌可大致分為「好菌」、「害菌」、「伺機菌」3類。好菌會促進腸道蠕動，有助消化吸收。雖然分解蛋白質等物質需要害菌，但害菌也是毒素，數量過多的話會使腸道環境惡化。伺機菌則會在好菌多的時候幫助好菌，害菌多的時候幫助害菌。好菌、害菌、伺機菌維持在2：1：7的比例，能使腸道發揮最佳功效。因此平日在飲食中要多攝取些好菌。

最具代表性的好菌是優格中所含的雙歧桿菌及乳酸菌，另外像納豆、韓式泡菜、味噌、醬油等食品中所含的酵母，也屬於有助小腸消化吸收的好菌。每週1次大量攝取發酵食品的話效用並不大，**增加好菌的訣竅是1次吃一點，每天持續吃**。

THEME

5

日本傳統營養飲品——甘酒能帶來活力與好心情

日本人自古墳時代便已開始飲用甘酒，早在《日本書紀》中便有關於甘酒的記載，因此對這種飲品非常熟悉。甘酒在俳句中是代表夏天的語彙之一，江戶時代民眾則將甘酒當作預防炎熱引起不適的營養飲品，無論大人小孩都愛喝。當時一杯甘酒的價格相當於現在物價水準的70至100圓，一年四季都有小販沿街叫賣，是隨手可得的飲品。

甘酒是以米麴製成，營養豐富，被比喻為「喝的點滴」。除了提供腦部能量的葡萄糖外，甘酒還含有必需胺基酸、維生素B_1、B_2、B_6、菸鹼酸、葉酸等養分，以及包括澱粉酶、蛋白酶、脂酶等三大消化酵素在內的多種酵素。另外，麥角硫因、麴酸、阿魏酸等成分則具有出色的抗氧化作用，因此還能期待抗老化效果。

除此之外，**特別值得一提的是「寡醣」**。寡醣是腸道內好菌的食物來源，可增加雙歧桿菌，具有整腸的作用。以米麴添加酵母與乳酸菌發酵而成的酒糟所製作出的甘酒，也與米麴甘酒一樣富含發酵功效與養分，有助於改善腸道環境。

酒糟本身除了做成甘酒，還可以煮酒糟湯、醃漬醬菜、烤魚等各種用法，強烈建議大家在日常飲食中多加攝取。

甘酒在免疫力低落時尤其具有消除疲勞的效果，還能預防感冒，除了夏天以外，季節交替或冬天時也可以天天喝。

THEME

6

提早30分鐘起床晒太陽用好心情迎接一天！

許多人年輕的時候早上總是很難爬起來，但隨著年齡增長，早起好像沒那麼痛苦了。這是因為生理時鐘會與年齡一同變化，讓我們的就寢時間變早，晝夜節律整個往前移。因此我建議大家，比現在**提早30分鐘起床**。我會在每天早上4點半至5點之間起床，起床後的30分鐘什麼事也不做，只是悠閒地喝咖啡。如此便能幫助我**擁有一整天的好心情**。

其實提前30分鐘起床的習慣是在我前往英國與愛爾蘭留學時養成的。如果一早就有手術的話，必須在7點開會，也就是說6點20分就得抵達醫院。雖然一早就要動手術，但每位教授的服裝儀容都已整理妥當，散發出「準備就緒」的氣場，令我感到不可思議。

我認為祕訣其實就是早起。提前30分鐘起床可以讓內心感覺更從容，自律神經的狀態更安穩。這種安穩的狀態在白天也會持續下去。無論動多少手術或講多少課，這些教授總是能維持從容與威嚴，想必是自律神經穩定得宜的關係。

另外，**早起晒太陽**還能讓生理時鐘歸零。副交感神經在夜晚處於主導地位，會使身體進入睡眠模式；**晒到太陽則會讓交感神經優先運作，打開活動模式的開關**。而且**晒太陽還會促進身體分泌別名「幸福荷爾蒙」的血清素**。血清素能夠消除不安及壓力，是維持心理安定不可或缺的激素。早上起床後別忘了拉開窗簾，晒一晒太陽，讓一整天都擁有好心情。

THEME

7

對著鏡子微笑 內心也會跟著「笑起來」

遇到不開心的事會使人失去笑容，變得面無表情。也會不想做任何事，無法單純地享受眼前的快樂。情況若是進一步惡化，會變得更加負面思考，身、心都出現問題，連好心情的邊都沾不上。

有一招可以幫助你脫離這種惡性循環，那就是**「刻意」擠出笑容**。人是一種很神奇的動物，就算沒有開心或高興的事，對著鏡子露出笑容也會讓大腦產生快樂的錯覺，分泌「幸福荷爾蒙」血清素，使自己真的感到開心。分泌血清素能夠緩和壓力，重整失序的自律神經。而且就算笑容是擠出來的，嘴角上揚也能放鬆臉部肌肉，改善血液循環。近來的研究還發現，**笑容具有提升免疫力的效果**。

我們在長大成人後，往往連露出笑容都嫌麻煩，就算遇到開心的事，也很少有笑容或笑出聲。某項調查指出，小朋友1天會笑400次，但大人1天只笑15次。

因此我建議大家，**出門前對著鏡子露出笑容**。看到鏡子中的自己在微笑，你的內心也會跟著笑起來。相信這樣的笑容在接下來這一天的時間裡也會展現給你遇到的人，讓笑容不斷傳遞出去。

當對方笑了，你同樣用笑容回應，便能創造出讓人感覺幸福、開心的人際關係。

THEME

8

起床後的伸展操能讓你舒暢一整天

許多人早上起床時都會伸個大大的懶腰，其實這是有原因的。就像貓、狗睡醒時會伸懶腰一樣，「醒來時伸懶腰」已經烙印在我們的本能裡了。

到底為什麼會伸懶腰呢？雖然我們並不是一整晚都維持相同姿勢，但由於一直躺著，會使得肌肉僵硬。此外，睡眠時心跳會變慢，使血液循環也跟著趨緩。

因此，起床後伸懶腰**可以放鬆肌肉、改善血液循環，喚醒沉睡的身體**。

由於伸懶腰有這些功效，我強烈建議大家嘗試「進階版」的伸懶腰**「扭動伸展」**。方法非常簡單！起床後做這套伸展操可以打開自律神經的開關，讓交感神經取得主導地位，使你的一天有好的開始，而且這種舒暢感會維持一整天。

這套伸展操還能溫和地刺激腸道，促進蠕動有助於早晨順暢排便，讓人感覺更輕盈！相信如此一來，心情也會跟著變好，建議大家可以嘗試看看。

〈伸展方式〉

①仰躺在床上，雙腿彎曲使膝蓋懸空，雙手往兩側伸直、掌心朝上。

②邊吐氣邊將膝蓋併攏往左倒，然後邊吸氣邊讓膝蓋回到原位。接下來以相同方式往右倒。

THEME

9

優質油脂可預防便祕 讓你每天順暢排便

一般人對於「便祕」的印象可能是多發生於女性。導致便祕的原因包括運動不足、壓力、睡眠不足、飲食不均衡、酒精、減肥等，這2年因疫情關係在家工作，使得運動量減少；或對未知的前景感到不安、壓力等，造成許多人腸胃狀況不佳，便祕的男性也因此變多了。每天排便1次是最理想的，就算是兩三天1次，只要有定期排便的話也不成問題。

理想的糞便是所謂的「香蕉便」，這是指表面光滑、軟硬適中，可以輕鬆順暢排出來的糞便。糞便呈顆粒狀是因為水分不足；過軟的話代表腸道的害菌過多；若是水狀則有可能是得了傳染病或食物中毒。

最容易排便的時間點可以說是非早晨莫屬。副交感神經會在我們睡覺時處於主導地位，促使腸道蠕動。所以早上起床後喝1杯水、吃早餐給予腸道刺激後，是最容易排便的時機。

因此我建議大家**養成早餐後就算沒有便意，也去馬桶上坐一下的習慣**。在放鬆的狀態下，抱持「大不出來也沒關係」的心情就好。

如果常常有便意，卻都大不出來的話，不妨**在早餐前喝1大匙橄欖油或亞麻籽油等優質油脂**。這些油脂含有不易被胃、小腸吸收的「油酸」，可在大腸刺激腸壁、促進蠕動，作用有如潤滑油。不敢直接喝的話，也可以淋在優格或沙拉上搭配一起吃。

THEME

10

糙米比白米好「咖啡色」比「白色」好！

前面曾提過，GI值（升糖指數）是衡量進食後血糖值上升程度的指標，相信大家應該都聽過「低GI食品」這個詞。

GI值將容易在小腸被吸收的葡萄糖當作基準，數值訂為100，各種食物的GI值便是與葡萄糖比較吸收速度後得出來的。

數值愈高代表愈容易被吸收＝血糖值容易急遽上升；數值低則代表吸收慢＝血糖值上升速度較緩慢。但我們又不可能一一調查每種食物的GI值，因此只要記住**「咖啡色食物比白色的好」**這項原則就好。

以主食米飯為例，糙米就比白米好。白米的GI值為80，而糙米則是

55。白麵包的GI值為91，咖啡色的全麥麵包卻只有50。

為何兩者的GI值會如此不同？這是因為**米、麵包在精製過程中會去除含有大量膳食纖維，可減緩血糖值上升速度的胚芽**。糙米的膳食纖維是白米的6倍，維生素E為12倍，維生素B_1也有5倍。與普通的吐司相比，全麥麵包的膳食纖維、維生素B群、礦物質也同樣更為豐富。換句話說，即使份量不變，只要改吃不同顏色的主食，就能讓我們攝取到更多膳食纖維、維生素、礦物質。

白砂糖的GI值是110，會使血糖值急遽上升。要替料理或飲料增添甜味的話，建議改用蜂蜜、楓糖漿、甜菜糖、龍舌蘭糖漿等代替。尤其寡醣的GI值僅有10，又富含膳食纖維及礦物質，有助於調理腸道。

THEME

11

1口食物咀嚼20～30次能幫你消除不安、帶來好心情！

日本有一句俗話是「吃飯快、排便快也是一種技能」，過去的武士及職人都被訓練成要「吃飯快、排便快、穿衣快」。但從自律神經及情緒的觀點來看，其實並不建議「吃飯快」。可以的話，1口咀嚼20～30次是最理想的。

人在製造出一定節奏時，副交感神經會居主導地位，進入放鬆狀態。一般認為，這是因為當我們仍是胎兒時，就是在母親體內一直聽著母親心跳的節奏。因此吃飯時用一定的節奏咀嚼，會使副交感神經優先運作，讓我們得以放鬆地享受吃飯這件事。

而且充分咀嚼會促進唾液分泌，唾液中含有消化酵素，有助於胃的分解吸收。另外，由於唾液具有抗菌作用，分泌增加還能同時預防蛀牙、牙周病、口臭等問題。

仔細咀嚼食物時，身體還會分泌組織胺。組織胺具有分解內臟脂肪、刺激飽食中樞的作用，所以在吃下相同份量的食物時，充分咀嚼會讓我們更有飽足感，進而達到減肥的效果、防止吃得太多。

從分泌組織胺到刺激飽食中樞為止需要約20分鐘的時間，因此在感覺「還可以再吃一點」時就先停下，飯後喝茶便會產生飽足感。另外，因為之前長期戴口罩的關係，表情肌缺乏運動，造成許多人的臉部鬆弛、顯老。**充分咀嚼的另一項好處就是鍛鍊表情肌、幫助瘦臉！**

13

午餐前喝水
可以減少下午的睡意

第 2 章

如何在白天擁有好心情

THEME

12

用「強力小睡」為下午的好心情打底

「強力小睡」（Power nap）是「Nap」（小睡）與「Power-up」組合而成的詞彙，近來有許多大企業都開始實施這種讓員工小睡一下，補充精力的制度。

有數據顯示，在公司內設置小睡用的房間，並積極鼓勵員工小睡片刻，可消除員工的疲勞，判斷力、專注力也會有所提升，改善下午的工作效率。

西班牙、希臘、葡萄牙等地都有午休的習慣，但午休時間並不一定用來午睡，也有人去散步、看電影或從事自己的興趣，不會完全靜下來不動。

強力小睡是指中午12點至下午3點之間，午餐後副交感神經居於主導地位，在這令人產生睡意的時段主動小睡15至30分鐘左右。這並非不小心睡著，而是出於個人意志去睡的，因此有別於抵擋不住睡意的打瞌睡。

強力小睡的方式為**坐在椅子上靠著椅背睡，或是趴在桌子上睡**。如果躺下來的話就變成了真的在睡覺，會影響到晚上的睡眠，最好不要這樣做。強力小睡或許可以想成電腦的休眠模式，**就算只是閉著眼睛休息也一樣有效**。

我建議在小睡前先喝杯熱奶茶或咖啡牛奶。這是因為牛奶中的「色胺酸」能夠幫助入睡，而咖啡及紅茶中的咖啡因則有助於睡醒後維持好精神。如果因為工作或有事在身無法小睡片刻的話，午餐不妨少吃一點。

THEME

13

午餐前喝水可以減少下午的睡意

許多人應該都有「吃完午餐後總覺得想睡」的困擾。明明吃完早餐或吃完晚餐後不會想睡，為什麼就只有午餐會這樣？

原因有許多種，首先是生理時鐘的週期存在起床後8小時會想睡的節奏。因此早上6點起床的人會在下午2點前後，也就是剛好吃完午餐1個小時左右的時間湧現睡意。

另外，雖然進食的時候是交感神經居主導地位，但之後當消化器官運作時，會急遽變換為副交感神經居主導地位，促進腸道蠕動，幫助腸胃消化及吸收。像這樣的急遽轉變會令人產生睡意，此時最好可以像46頁所介紹的，進行15至30分鐘的「強力小睡」，但應該有不少人因為開會等緣故無法做到這一點。

如果想維持下午的狀態及表現，我建議**在午餐前一口氣喝完1杯水（150～200㎖）**。這是因為**喝下1杯水會引起「胃結腸反射」，打開腸胃蠕動的開關，使得副交感神經居於主導地位**。讓副交感神經先運作起來可以預防飯後的急遽轉換，避免睡意上身。

藉由喝水讓腸道先進行暖身，有助於接下來用餐時的消化吸收。還有個重點是盡量吃到6分飽就好。若有確實充分咀嚼的話，6分飽就能帶來足夠的飽足感。

THEME

14

選擇水果乾當點心補充膳食纖維

進食的基本原則是規律吃早、中、晚三餐。除此之外，大家不妨**在上午10點與下午3點吃些點心**。

很多人都認為，在正餐之間吃東西是減肥的大忌，但其實並非如此。如果吃太多使用了砂糖、奶油等食材，抹上滿滿鮮奶油的蛋糕或是洋芋片之類的零食，導致腸道害菌增加的話的確是一大問題，但**從照顧自律神經的角度而言，吃點心這件事是很重要的**。

尤其到了下午3點，其實已經累積相當程度的疲勞。人在肚子餓時會感到煩躁，而為了改善心情，此時不妨吃少量的點心，讓副交感神經運作，身、心都能得到舒緩。

至於我推薦的點心則是**「水果乾」**。近來便利商店都買得到芒果、香蕉、葡萄、李子、無花果、椰棗等各式各樣的水果乾，另外像是日本的醃梅子也可以。

水果乾最大的好處就是含有豐富的膳食纖維。膳食纖維可分為促進腸道蠕動的「非水溶性膳食纖維」與軟化糞便的「水溶性膳食纖維」2種，水果乾中的2種膳食纖維比例均衡，因此有助於消除便祕。

水果乾藉由乾燥濃縮了水果的甜味，吃得到自然的甘甜，還含有維生素、礦物質、有助於預防高血壓的鉀等。然而就算對身體再好，吃太多還是會造成反效果，因此建議1次捏一小把吃就好。

THEME

15

巧克力不僅營養豐富還能消除壓力

上一小節曾推薦，想稍微吃點東西的時候，水果乾是很好的選擇。除此之外，巧克力也很值得推薦。

巧克力含有多種優質養分，甚至可以當成代餐。可可多酚具有抗氧化作用，有助於防止壞膽固醇氧化、調理腸道。另外還有擴張血管，改善血液循環的效果，可預防動脈硬化。吃巧克力甚至可以美容，能減少黑斑及皺紋。

巧克力的原料——可可豆雖然有50％是脂肪，但其主成分硬脂酸熱量並不高，可減少血液中的膽固醇。可可豆中的「可可鹼」則具有鎮靜作用，具有消除壓力的效果。除此之外還有具保濕效果的油酸、具防曬效果的維生素

E、膳食纖維，以及豐富的鎂、鋅、鐵等礦物質，對人體好處多多。

但市售巧克力的可可含量大多為30～40％，至於標示「準巧克力」的商品則以砂糖、植物油等成分居多，可可含量偏少。購買巧克力時，建議挑選**可可成分70％以上的高可可巧克力**。近來還出現了在高可可巧克力中添加乳酸菌、雙歧桿菌、寡醣、鐵、GABA等成分的機能性巧克力，種類可說是相當豐富。

另外像杏仁、核桃等堅果也含有豐富的維生素、膳食纖維、礦物質，可以和巧克力一樣當作點心，或在喝葡萄酒時搭配。

THEME

16

感到煩躁時可以嚼口香糖放鬆

很多人遇到不開心的事或感到煩躁的時候，常忍不住吃甜食或喝酒，我建議可以用嚼口香糖來代替。

美國職棒大聯盟的球員經常嚼口香糖。研究發現，**嚼口香糖時腦部會發出α波**。α波是一種會在深度冥想或熟睡時出現於自律神經的腦波，令副交感神經徹底放鬆。科學家因此認為嚼口香糖會產生一定的節奏，製造出α波並作用於副交感神經。

目前也知道嚼口香糖可以**改善腦部血液循環，使小腦及額葉運動皮層的血**

液流動提升10％至40％。運動皮層是控制運動的部位。換句話說，嚼口香糖會讓人**「因α波而感到放鬆，同時活化腦部、提升專注力」**。因此，想讓心情好起來的話，口香糖可說是非常好用的道具。另外，嚼口香糖刺激腦部還能驅趕睡意，並有助於預防失智。

也有研究發現，嚼口香糖可以預防傳染病。由於會促進唾液分泌，負責預防傳染病的免疫物質IgA分泌量會是平時的2．5倍。

感到不安或煩躁時，不妨嚼口香糖5分鐘。如果是為了預防蛀牙，則可以在每餐飯後嚼含有木醣醇的口香糖。睡前嚼口香糖可以讓副交感神經居主導地位，調整自律神經的狀態，幫助你擁有舒適好眠。

THEME

17

拒絕負面話語 用正面話語鼓舞自己

「你的身體取決於你吃了什麼，你的心取決於你聽了什麼，你的未來取決於你說了什麼。」

相信有些人應該聽過這句話。就像日本人自古以來相信「言靈」的存在，說出口的話之所以會成真，是因為透過言語對自己下達了暗示。

將「但是」、「可是」、「反正」、「做不到」、「差勁」、「不可能」等負面詞彙或「最近運氣好差喔」之類的話掛在嘴邊，自然會情緒低落，覺得為什麼自己一直遇不到好事。

抱著「反正一定不行啦」的心態做事，失敗的機率肯定會變高，產生「早就知道一定行不通」的想法，讓心情更加鬱悶，陷入惡性循環。這樣是絕不可能擁有好心情的。

重點在於**親口說出正面話語**。無論是用自己的母語、外語或方言，遇到沒有信心的事或面對困難時，**一定要記得實際說出「沒問題！」之類的正面話語**給自己加油打氣。神奇的是，一但這樣說了之後，內心也會開始相信「不會有問題的」。

另外我也建議，平時主動多說正面的話語，以避免負面話語變成口頭禪。除了「會有辦法的」、「無所謂啦」這類對自己說的話以外，對家人、朋友也要多講積極正面的話，像是「謝謝」、「感激不盡！」、「我相信你」、「多虧有你」等，透過這些話語肯定能讓身邊的人也一起擁有開朗、愉悅的心情。

THEME

18

疲倦或休息時
抬頭仰望天空放鬆

現代人的生活整天都離不開電腦、手機、平板等電子產品，而且有時還因為居家上班，整天都待在家裡。買東西也只需要上網訂購，商品就會送來；連吃飯都可以叫外送。甚至有可能一不留神就兩三天都沒有踏出家門一步。

這樣的生活雖然便利，但交感神經不斷受電子產品刺激，副交感神經少有機會運作，就會在不知不覺間累積壓力，使得自己離好心情愈來愈遙遠。

如果想脫離這種狀態，最好的方法就是去山上、海邊之類的地方，置身大自然中大口呼吸新鮮空氣。樹木的氣味、小鳥的啼叫、溪流的淙淙水聲都會刺激我們的感官。相信大家都聽過「森林浴」這個詞，植物中的芬多精有加深呼吸、調理自律神經的效果，在森林中散步還能改善壓力荷爾蒙的數字。

不過，應該很少人有辦法天天做森林浴吧。因此我建議大家**抬頭仰望天空**。走到陽台、院子裡，或是在都市的高樓大廈間抬頭看都可以。就這樣看著天上的雲流動，什麼也不做。其實這種**「發呆的狀態」叫作「預設模式網路」**，醫學研究發現預設模式網路啟動時，**會彙整腦內的資訊、提升想像力**。

因工作或做家事感到疲倦，或專注力下降時，不妨走到外面抬頭看看天空，就算只有5分鐘也好。相信這樣做能幫助你提振精神，繼續面對接下來該做的事。

THEME

19

好好穿著打扮一番出門走走

在日本，上了年紀後還會花心思打扮的人似乎不多。在我印象中，歐美國家很多人即使已經超過70歲，仍然身穿迷你裙搭配高跟鞋，神采奕奕地走在街上；或是會塗上大紅色口紅、喜歡時髦的打扮及穿著。

甚至只是穿著粉紅色之類顏色比較可愛的衣服，在日本都有可能被人在背後議論「都一把年紀了，真不像樣。」

但我認為，**「替自己好好打扮一番」其實是讓心情變好的特效藥**。因為若是在意穿著打扮的話，就會每天關心當紅的電視節目或電影，注意時尚雜誌及街上的人，光是想到「今年流行怎樣的衣服？接下來要買怎樣的衣服？」就會感到興奮期待。這種**興奮期待的感覺有助於調理自律神經**。

雖然日本從過去就有以成年男性為對象的時尚雜誌，近年來也出現了「型男大叔」這個詞，但似乎許多男性到了中老年便對時尚失去興趣，衣服都讓老婆幫自己挑選。

無論女性或男性，如果不知道打扮該從哪裡做起的話，我建議先**從同年齡層的人之中，挑選自己覺得穿著打扮好看的人當作範本**。穿上自己喜歡的衣服，整個人會顯得更有精神，心情也會更愉悅。

在手錶、帽子、包包、鞋子之類的配件做出改變也是一種選擇。

如果不敢貿然嘗試某些圖案或顏色的衣服，不妨先從絲巾、手帕等小地方著手，難度會比較低。

THEME

20

用1天15分鐘的血清素散步為夜晚睡眠做好準備

晚上很難睡著，或睡眠很淺的話，白天做事也會提不起勁。若是遇到這種狀況的話，反而應該在白天散步。

想要好好睡上一覺，**就不能沒有名為「褪黑素」的睡眠荷爾蒙，至於褪黑素的原料則是血清素**。血清素又被稱為「幸福物質」，除了一早曬太陽時會分泌以外，**健走、慢跑、瑜珈呼吸法、嚼口香糖等具有一定節奏的動作也會分泌**。

促進血清素分泌的物質則是維生素D。

魚類及菇類都富含維生素D，除了從食物中攝取外，曬太陽也會在體內合成維生素D。

人1天所需的維生素D為15微克，透過食物約可攝取5・5微克。因此剩下的10微克必須透過曬太陽在體內合成。要曬多久太陽視季節及紫外線的量而定，但一般來說是15至30分鐘。

因此我建議大家**培養1天進行15分鐘「血清素散步」的習慣**。邊聽喜歡的音樂邊散步能有效調理自律神經，幫助你擁有好心情。合成維生素D並不需要全身都照到紫外線，太陽就算只照到手掌也一樣會合成。照射過多紫外線反而會容易長黑斑、皺紋、對眼睛造成影響，因此臉及脖子別忘了擦防曬乳，並戴上帽子、撐傘等，做好防曬措施。

THEME

21

午餐吃6至7分飽並先從蔬菜吃起以減少睡意

吃完午餐後會覺得想睡，是因為交感神經會在吃飯時優先運作，吃完飯後則急遽轉換為副交感神經居主導地位。

若想防止這種情況發生，可以像49頁提到的，在飯前一口氣喝下1杯水、吃6分飽以及充分咀嚼食物，此外還有一個方法，就是**先從蔬菜吃起**。

許多人應該都聽過**吃飯要按照生菜或蔬菜↓蛋白質↓碳水化合物的順序**這個說法。

蔬菜含有膳食纖維及檸檬酸等成分，具有抑制醣類吸收、防止血糖值急遽上升的作用。血糖值急遽上升會打亂自律神經，因此要盡可能減緩血糖上升的速度。吃完蔬菜後，吃肉、魚等主菜，最後再吃米飯、麵包之類的碳水化合物，藉此避免吃下過量的碳水化合物。

或許是因為許多人的觀念認為「白天怎麼吃都不會胖」，所以到了中老年開始注重養生後，常採取**「早餐吃得少、午餐吃很飽、晚上不吃碳水化合物，只喝酒配下酒菜」的飲食模式，但從自律神經的觀點來看，這樣其實是不好的**。三餐份量理想的比例是早：中：晚＝4：2：4，如果難以做到的話，4：3：3或3：3：4也可以，**重點在於午餐的佔比不要太高**。早餐有吃夠的話，中午就不會太餓。若是希望下午有充足的活力並維持好心情，午餐就少吃一些吧。

THEME

22

試著做點和平常不一樣的事

前兩年的新冠肺炎疫情嚴重影響了我們的生活，相信許多人都身不由己地被迫接受，因而感到身心俱疲，疫情期間就彷彿在激流中掙扎求生。這當然會對自律神經產生不良影響，使身心狀態都變差。這種時候就應該設法**在生活中尋找「重開機」的機會，創造出正面循環，幫自己找回好心情**。

這番話看起來好像很抽象，但其實一點也不困難。拿我自己來說，在年過60之後，開始在散步等外出時拍下自己喜歡的風景或畫面，並每天上傳到社群媒體。

每當我想到「今天能拍到什麼樣的照片呢？」就期待不已。另外像是在完全陌生的車站下車，探索車站周邊的街道；或從家裡出門時改走不一樣的路線去車站，都有可能發現新開的店家，或別人家裡盛開的美麗花朵，得到新的刺激與感動。這種**有別於平日習慣的嘗試會讓內心產生變化，成為促成心情重開機的助力**。

每天都做一樣的事，不會產生任何刺激。如果副交感神經一整天都居於主導地位，會令人喪失幹勁，反而變得心情低落。

哪怕只是小地方也好，大家不妨試著在生活中增添一點變化。像是去和平時不一樣的便利商店，或是去飯店的自助餐廳吃頓豐盛的早餐等。

THEME

23

神社、美術館……找出自己專屬的「充電站」

我大概每個月都會去神社1次，這是最近才養成的習慣。就算覺得累到不行，只要面對著在靜寂之中佇立於群樹間的神殿，內心便感到無比祥和，彷彿重獲新生。

除了神社，我也會在休假時去美術館。雖然不是特別喜歡藝術，但美術館是很方便去，同時又能遠離日常生活的地方。尤其大型美術館的挑高天花板或整面的白牆等設計十分有魅力，置身在如此獨特的空間之中，感覺就像來到了另一個世界。而且當我們專心觀賞藝術品時，會不經意地產生出注視著自己的另一個自己的視線。

人在過緊張忙碌的生活時，只有交感神經運作，會打亂自律神經的平衡。日文會用「連呼吸的時間都沒有」來形容忙碌的程度，實際上當交感神經居主導地位時，真的會血管收縮、呼吸變淺，讓人感覺呼吸困難。

不過，**客觀看待自己的視線**能拯救我們脫離這種狀態。這或許類似於做瑜珈或冥想時進入的**忘我狀態**。處在這種狀態時，**副交感神經會居主導地位，讓我們得以放鬆**。

疲憊的時候不妨去能令你感覺「心靈得到洗滌」的地方走走。我也很推薦去掃墓或將祖先的牌位、神桌打掃乾淨，如此一來心情會變得清爽舒暢。

若是星期一一大早就帶著「永遠都覺得好累喔」、「1週好漫長啊」的心情去上班，週末渾渾噩噩地窩在家裡的話，疲勞只會愈積愈多。

找出你專屬的充電站，幫自己補充元氣吧。

29

睡前寫3行日記 進行心靈排毒

第3章

如何在晚上擁有好心情

THEME

24

晚餐優先選擇喜歡的東西吃 記得細嚼慢嚥

一天的最後一餐——**晚餐的基本原則是「吃自己想吃的東西」。**

腸又被稱為「第二顆腦」，腸與腦之間約有2000根神經纖維相連，透過神經傳導物質進行互動。

因此，心情低落時尤其要吃自己喜歡或覺得好吃的食物，讓心情好起來，如此的正向影響也會再傳遞至腸，讓腸道狀態變好。相反地，如果只是因為有益健康，就強逼自己吃不喜歡的食物，則會產生壓力打亂自律神經，腸道環境也會因此惡化，使得皮膚變差、長痘痘，身體感到倦怠無力。

或許你會懷疑「光吃自己喜歡吃的東西真的沒關係嗎？」但只要**仔細聆聽**

身體的聲音，自然而然就會想吃身體需要的食物。

大家應該都有「天天吃肉的話會想改吃魚」、「身體覺得冷的時候，就想吃熱呼呼的東西」、「前一天吃太多了，所以今天吃沙拉就好」之類的經驗。

其實，便利商店新出的甜點我們往往看了心動，但身體卻沒有想吃的慾望；或者吃垃圾食物、速食只是因為貪圖方便，並不是真的那麼想吃。

另外我也建議大家，將吃飯的時間拉長10分鐘，而且這項原則不侷限晚餐，適用於每一餐。例如，平常花30分鐘吃飯的人，不妨放慢速度到40分鐘吃完。緩慢、充分地咀嚼能提升副交感神經的運作，有助於消化吸收。

THEME

25

香蕉不是只有早上吃！飯前都該來1根

日本過去曾有過「早餐吃香蕉減肥」的熱潮。1根香蕉的熱量約為86大卡，不到1碗米飯或1片吐司的一半，因此早餐只吃1根香蕉，另外兩餐不要吃太多的話，體重當然會變輕。

但**香蕉減肥法的關鍵其實是「抗解澱粉」**。抗解澱粉是無法被消化吸收的碳水化合物，會不經消化直接抵達大腸。

抗解澱粉因為兼具水溶性膳食纖維與非水溶性膳食纖維的作用，又被稱為「超級膳食纖維」。

抗解澱粉會變成腸道好菌的食物，好菌製造出的短鏈脂肪酸能使脂肪不易被身體吸收，並有提升代謝的效果。除此之外，抗解澱粉還會促進抑制食慾的GLP-1激素分泌。

過去流行的早餐吃香蕉減肥是1天吃1根，但我建議**1天吃2根，而且是在飯前吃**。早、午、晚三餐之中的兩餐，在飯前30分鐘吃香蕉可以**產生飽足感，防止正餐吃得太多**，並有控制飯後血糖值的效果。另外，香蕉中含有胺酪酸（GABA），能夠使人放鬆，因此有助於調理自律神經。

無論是外出或上班，香蕉都很方便食用。不過因為吃了香蕉，所以碳水化合物主食的量最好減半。

香蕉中的抗解澱粉含量會隨香蕉成熟而減少，因此購買香蕉時要記得挑選蒂頭帶綠色，不是那麼熟的香蕉。

THEME

26

攝取2種膳食纖維 幫助腸道維持良好狀態

「吃得好」、「睡得好」、「排便得好」是讓身、心擁有良好狀態不可或缺的條件，而膳食纖維則能夠調理腸道，幫助預防、消除便祕。膳食纖維其實是碳水化合物的一部分，醣類與膳食纖維結合而成的物質就稱為碳水化合物。膳食纖維則分為水溶性膳食纖維與非水溶性膳食纖維。

水溶性膳食纖維易溶於水，能夠軟化糞便。非水溶性膳食纖維則不會溶於水，吸水後會膨脹數倍至數10倍，刺激腸道促進蠕動，並使人感到飽足。因此**便祕時要多攝取水溶性膳食纖維**。便祕時仍攝取大量非水溶性膳食纖維的話，會感到腹脹不適。而且非水溶性膳食纖維會吸收糞便的水分，使得糞便變硬，難以排出。

以8：2的比例攝取水溶性膳食纖維與非水溶性膳食纖維，能維持最佳的腸道狀態。

除了海藻、菇類、薯類外，山藥、秋葵、埃及國王菜、納豆、滑菇、和布蕪等帶有黏液的食材都富含水溶性膳食纖維。這些食材中的黏液與包覆腸、胃的黏膜成分相似，因此還有保護胃黏膜的作用。另外也具有促進蛋白質分解、控制血糖值等功效。

此外，非水溶性膳食纖維含量豐富的食物則包括香蕉、牛蒡、蒟蒻（市售品）等。

其實無論哪種食物，都含有水溶性膳食纖維或非水溶性膳食纖維其中一種，因此只要多吃蔬菜水果，再加上有黏液的食材就行了。

THEME

27

動物性蛋白質是自律神經不可或缺的營養！

蛋白質是自律神經的原料來源。尤其肉、魚、蛋等食物所含的動物性蛋白質有多種必需胺基酸，比植物性蛋白質更值得攝取。

想要提振精神、鼓舞自己時，許多人都會選擇吃燒肉或吃壽司，這種想法其實很合理，因為優質的動物性蛋白質可以提升自律神經的運作。

而且蛋白質也是製造骨骼、肌肉不可或缺的養分，因此每天都應該攝取。但攝取蛋白質也必須注意「油脂」。肉、魚等動物性食物一定都帶有脂肪，攝取過多脂肪會累積在肝臟，增加中性脂肪，脂肪在血液中氧化會導致腸道環境惡化。吃肉的時候選擇牛肉的瘦肉或雞胸肉等脂肪較少的部位是一種方法，另外也建議**一同攝取能防止脂肪氧化，抗氧化作用高的食物**。

蔬菜、水果都含有許多抗氧化成分。**黃綠色蔬菜**中富含的β－胡蘿蔔素、維生素C，**堅果類**、**南瓜**、**白蘿蔔葉**中富含的維生素E，**紅酒及茄子**等紫色食物中的花色素苷（多酚的一種）都是代表性的抗氧化成分。

因此，吃肉時要記得搭配蔬菜一起吃。像是吃牛排時選擇黃綠色蔬菜做為配菜、吃烤魚時搭配白蘿蔔泥、燒肉用萵苣包起來或配泡菜一起吃等等。

THEME

28

睡前不要用手機
讓大腦靜下來好好休息

過去的上班族即使在擁擠的電車上也會看報紙，但這種景象現在已經消失了，幾乎所有人都在用手機看新聞、玩遊戲、看影片或瀏覽社群媒體。

智慧型手機有其方便之處，像是無論何時何地都能查東西、取得資訊，但也有許多人愛與社群媒體上的人做比較，結果搞得自己心情鬱悶；或是網路上的攻擊性言論看多了，自己的心情也受到影響，因此說手機是害自律神經失調的根源也不為過。

回到家以後，大家也往往在看錯過的直播、之前錄的影片，或用平板漫不經心地上網，現代人雖然能輕易取得資訊，但也很容易資訊過剩。

資訊過剩會造成大腦超載，因而產生壓力，或被各種資訊搞得暈頭轉向。大家是否有過原本只是想確認一下訊息，結果不知不覺就滑起手機，滑了一兩個小時的經驗？

就寢前的3個小時原本應該是讓大腦休息的時間。因為這是白天居主導地位的交感神經交棒給副交感神經，打造高品質睡眠的準備時間。大腦及交感神經如果在這個時間受到社群媒體的動態等訊息刺激，就會變得不容易入睡。

或許有些人覺得，家人都睡了以後的時間才是自己的時間，喜歡在此時看影片、追劇等，但手機、電腦螢幕的藍光會刺激交感神經。如果要享受屬於自己的時間，不妨**早點起床在早上享受**。

THEME

29

睡前寫3行日記進行心靈排毒

許多人可能曾在新的一年開始時訂下寫日記的目標，但最後只維持了三分鐘熱度。其實**寫日記有調理自律神經、穩定情緒的作用**。

我在愛爾蘭留學時，就曾有其他醫師建議我寫日記，日記的內容只需要寫①自己搞砸的事，②遇到了什麼好事。他告訴我：「先寫自己搞砸的事，是為了不要忘記身為醫師應有的謙虛；至於寫遇到了什麼好事，則是為了讓自己無論遭遇什麼樣的挫折，都能抱持積極的態度面對明天。」

我推薦給大家的，則是由此變化而來的「3行日記」。我每天都會在一天的尾聲寫以下的內容。

第1行……今天最感到壓力的事。

第2行……今天最感動（最感謝）的事。

第3行……明天的目標（該做的事）。

只要這樣就好。但不要用手機或電腦，**要親手寫在記事本或筆記本上**。這是因為親手寫下的文字更容易記在心裡，書寫文字有讓心靜下來的效果。

相信大家應該都有晚上鑽進棉被後，回想起今天不開心的事而感到鬱悶，或想起了某人說的話而煩躁起來、後悔自己沒有做更好的決定……等，結果翻來覆去難以成眠的經驗。

但只要將這些負面想法寫在3行日記中，就能達到排毒的效果。希望大家務必嘗試看看，幫助自己擁有安穩的睡眠。

THEME

30

將收據、發票整理好
讓皮夾恢復整齊清爽

近年來出現了電子錢包等各式各樣的行動支付，因此不帶皮夾出門的年輕人愈來愈多，但也有很多人覺得不帶皮夾的話沒有安全感。

說到皮夾，10多年前曾有一本暢銷書叫作《為什麼有錢人都用長皮夾？》。我相信原因應該很多，但如果**從自律神經的觀點來看，關鍵或許在於「長皮夾容易拿、收鈔票，也方便整理」**。

也就是將鈔票與零錢分門別類收好，可以節省掏錢的時間；而且用長皮夾能夠一目瞭然看清楚皮夾裡的信用卡等各種卡片。懂得挑選長皮夾以避免付錢時手忙腳亂等狀況，設法排除日常生活中各種細微壓力的人，處理工作也會有效率，因此更容易成為有錢人。

姑且不論以上說法是否成立，站在收銀機前要付錢時，如果還得從一堆收據中翻出鈔票或尋找卡片在哪裡的話，實在沒什麼效率。因此我建議，**1天1次，每晚睡前整理自己的皮夾**。

首先丟掉沒有用的收據，將鈔票依面額收好並排成相同方向，並順便確認皮夾內還剩多少錢。另外也可以檢查一下，有沒有已經過期的集點卡或折價券等。

上班路線或習慣消費的店家如果改變了，要用到的集點卡也會不一樣。每天整理、確認皮夾能幫助你檢視自己的用錢習慣及日常生活，希望大家能養成這個習慣。

THEME

31

趁晚上進行整理 用舒暢的心情迎接明天

土耳其有一句俗話說：「可以明天做的事絕不在今天做。」雖然硬是將可以明天再做的事擠到今天做並不是好事，但唯獨打掃和整理，我建議在前一天晚上就做好。

畢竟一早起床就看到水槽裡堆滿碗盤、沙發上全都是洗好的衣服，一定會心想「還得處理這些東西喔？」使心情瞬間沉重起來。

但如果看到的是亮晶晶的廚房、收拾整齊的茶几，心情也會變好，可以在愉悅的狀態下開始一天。

可是要將家裡每個角落都打掃乾淨也未免太累，因此不用勉強，**只要選出一個地方，告訴自己「把這裡弄乾淨就好」**即可。

例如，習慣在早上做便當的人，只要讓水槽裡沒有放任何待洗的物品就好。或是「客廳茶几上不要有丟著沒收的東西」、「將基礎化妝品和洗臉用品收到架子上」、「門口的鞋子全部收進鞋櫃」等，任何事情都可以。

結束一天的工作，拖著疲憊的身軀回到家就一屁股坐到沙發上的話，疲勞會一口氣湧現。因此下班回到家裡時，更應該在門口就把鞋子收好，或吃完飯把碗盤拿到水槽時就順手洗好，切記不要先跑去休息。

開關一旦關掉了，就得費很大的工夫才能再打開，因此趕快順勢完成整理、打掃，接下來就可以好好休息了。

THEME

32

喝了多少酒就要喝多少水

中國的史書《漢書》中曾提到「酒為百藥之長」，認為酒對身體有益，比任何藥都有效。研究指出，酒精具有放鬆效果，適量的酒精可以降低心肌梗塞、心絞痛等疾病的風險，而且能增加好膽固醇、預防動脈硬化。

厚生勞動省建議的適當飲酒量為1天攝取的純酒精約20克（女性約為一半）。這相當於1瓶普通玻璃瓶裝的啤酒，日本酒的話則是1合，葡萄酒約為2杯。

適度飲酒有放鬆的效果，也能消除壓力。

但另一方面，吉田兼好曾在《徒然草》中寫道：「酒雖為百藥之長，亦為萬病之源。」實際上，WHO也將喝酒視為超過60種疾病的元凶。

肝臟會分解我們攝取的酒精，但分解時需要水分。而且酒精具有利尿作用，喝酒會增加上廁所的次數，導致脫水。血液中的水分減少也會使血液變得黏稠，加上酒精會刺激交感神經收縮血管，造成血液循環變差。

因此希望大家喝酒時務必記得，**喝了多少酒，就要喝等量的水幫助醒酒**。用氣泡水代替開水也可以。氣泡水的氣泡會讓人有飽足感，可以避免吃得太多、喝得太多。

THEME

33 在晚上9點以前吃完晚餐

我們的身體在白天是交感神經居主導地位，讓我們得以從事各種活動；到了晚上則會逐漸轉變為副交感神經居主導地位，開始準備就寢。所以夜晚的重點在於避免刺激交感神經、順利地放鬆。

因此，**晚餐的基本原則是至少在就寢前3小時吃完。假設半夜12點就寢的話，應該在晚上9點以前吃完**。

另外要注意，雖然晚餐應該早點吃，但由於食物大約要5小時才會通過小腸、被身體消化吸收，因此兩餐的間隔如果沒有拉到5小時的話，會造成胃的負擔。

所以午餐如果是12點半吃完的，最快也要等到下午5點半；如果是下午2點吃完的，則要等到晚上7點再吃晚餐。

這裡還要提醒一點，**飯後3小時是「腸道的黃金時間」**。副交感神經在這段時間會逐漸取得主導地位，腸胃運作活躍起來，腸道蠕動也油門全開。日本過去有「吃完飯馬上睡覺會變成牛」的說法，而事實上在這個時間睡覺的話，飯後上升的血糖值會在沒有完全下降的情況下變為脂肪，並容易累積在體內。

而且在胃裡還有食物的狀態躺下，會造成胃酸逆流，導致「胃食道逆流」。飯後的3小時雖然是副交感神經居主導地位，但交感神經也仍然具有影響力，因此建議大家早點吃完晚餐，儘早進入晚上的放鬆時間。

這樣能讓副交感神經取得主導地位，擁有良好的睡眠品質。

THEME

34

在溫水中悠閒地泡澡效果比淋浴更好

交感神經與副交感神經這兩種自律神經就像在玩翹翹板，不停地尋求平衡狀態。

晚餐時積極運作的交感神經在睡前的3小時會逐漸平息下來，轉變成副交感神經居主導地位。在副交感神經的運作達最高峰時睡覺，能擁有良好的睡眠品質。因此，想要舒服睡上一覺的話，重點就在於如何在這3小時中不刺激到交感神經，並讓副交感神經優先運作。

睡前的這段寶貴時間有一個關鍵，那就是「洗澡」。

或許有些人喜歡泡42度以上的熱水澡，但熱水會刺激交感神經，而且還會使血管收縮、血壓上升，提高中風、心肌梗塞的風險。

對自律神經而言，**泡在39至40度的溫水中約15分鐘**是最理想的。頭5分鐘將頸部以下都泡在水中，接下來的10分鐘泡到上腹部一帶，可以減輕心臟的負擔。用這種方式泡澡能使深層體溫達到38．5～39度，促進血液循環。**許多人夏天都選擇淋浴，但要使深層體溫上升的話，夏天也要用39～40度的溫水泡澡**。

洗完澡後不要喝啤酒，應該喝1杯水補充水分。另外最好也不要從事滑手機、看電視等刺激交感神經的活動。

最好的做法是將室內燈光調暗，緩慢地進行伸展，或是邊聽自己喜歡的音樂（不要聽快節奏的！）邊喝熱牛奶、熱豆漿等，悠閒地度過睡前時光。

43

養成每天花30分鐘打掃一個地方的習慣

第4章

如何用好心情面對工作

THEME

35

工作45分鐘後休息15分鐘

人可以專注在一件事情上的時間是具有一定節奏的，這稱為**「15、45、90法則」**。

最高專注力可以連續維持15分鐘；連小孩子也能夠持續專注的時間則是小學一節課的長度45分鐘；至於人類維持專注力的極限則是90分鐘。超過這個時間的話，就算在工作，專注力也會不斷下降。

因此我建議大家建立**「專心45分鐘，休息15分鐘」**的習慣。如果能進一步將45分鐘分為15分鐘×3的話更為理想。

許多人工作時原本只是要收個信，順便上網一下，結果一不小心就耗掉了30分鐘。為了避免發生這種事，這45分鐘要徹底專注，只做眼前正在處理的工作，連信箱也不去看。

過了45分鐘後，則是15分鐘的休息時間。喝咖啡、做在自己座位上也能做的伸展操，或時間夠的話去散個步、洗洗臉都是不錯的選擇。

專心45分鐘&休息15分鐘的循環相當於1小時中有四分之一是休息時間，你或許會懷疑「休息這麼久沒關係嗎？」但實際執行起來，這45分鐘完成的工作可能會是平時的1・5倍至2倍，得到更出色的成果。

除了工作以外，45分鐘&15分鐘的循環也可以用在各種學習或做家事上。做事不要拖拖拉拉，掌握好全心投入與休息的節奏，想法、思緒也會更清晰，讓你擁有更充實的生活。

THEME

36 替要做的事編號排出優先順序

應該有不少人會在記事本上一一列出當天要做的事，完成一項就劃掉一項。但你是否有過在一天的尾聲進行回顧時，驚覺「我忘了做那件事！」的經驗？

因此我要向大家推薦自己在英國留學時養成的習慣**「七件事法則」**。

「七件事法則」是絕大多數醫師都在使用的方法，醫師在病歷上寫下診斷時，**會寫出7條重要項目，最後由上往下依序給予1、2、3、4等編號**。

書寫這些項目時，不一定要從最重要的開始寫，編號也不需要依照優先程度排序。

雖然只是單純從最上面的項目開始編號，但這樣一個動作就會讓人在腦中進行歸納整理，並確實記住。

如此一來便能做出明確的時間管理，像是「上午做1和2」、「完成4以後來做3」、「2很快就能做完，那先從2做起」等等。而且編號還能提醒自己哪些已經做了、哪些還沒做，防止有事情遺忘。

依這樣的方式完成所有事情以後，會讓人有成就感。為了「啊，忘記做那件事了！」懊惱的話，對自律神經也會有不好的影響。

希望大家能用七件事法則幫助自己做到「今日事，今日畢」，以舒暢的心情結束一天的工作。

THEME

37 上午與下午做不一樣的事

為了讓自己擁有好心情，我做事情會盡可能不要違背自律神經原本的節奏，這樣可以更有效率、更舒服地過一天。

交感神經與副交感神經彼此會相互尋求平衡，早上到中午這段時間交感神經處於高峰，中午過後到傍晚交感神經則開始平息，剛好在晚上6點的晚餐時段前後，交感神經與副交感神經的狀態會互換，副交感神經在到半夜12點的這段時間進入高峰。

上午是交感神經開始取得主導地位，副交感神經同時也還有作用的時段，

最適合用來專心工作。因此我會將要動腦的工作、需要思考的工作、創造性的工作等，自己工作中的主要部分安排在上午處理。

午餐後是副交感神經居主導地位，因此我會在此時做**不需要特別動腦的工作、性質單純的業務**。像是整理文件、整理房間等稍微動到身體的事情，也會將只需重複簡單動作的事務性工作排在下午。我將下午4點訂為確認信件的時間，信件全都在這個時間回覆。許多人早上第一件事就是確認信件，但把最能專注於工作的自律神經黃金時間拿來回信的話，實在太浪費了！

像這樣配合自律神經的節奏分配工作，能讓工作更有效率。上午專心處理好工作，下午就會感覺比較遊刃有餘，可以更舒服地過完一天。

THEME

38 當個守時的人 與人相約要提前10分鐘到

無論是上班、開會或與人相約見面等，我一定都會提早10分鐘到。或許有人覺得，最後一刻才趕上或剛好準時到也無妨，只要沒遲到就好，但未必每一次都能毫無突發狀況順利抵達。

電車誤點、有東西忘記拿、路上突然得回信或接電話等，各式各樣的意外狀況比比皆是。

這種時候只要想到「萬一趕不上的話怎麼辦？」心臟就會撲通撲通跳，交感神經猛然加速運作。尤其如果是去沒去過的地方，在頭腦一片空白、慌慌張張的情況下，甚至可能搭錯車、走錯路，愈遲愈多。一路上都忐忑不安、心情七上八下的話，到了目的地以後工作或開會的表現也會變差。

由於現在幾乎每個人都有智慧型手機，因此有些人似乎覺得如果趕不上的話，只要傳個訊息告知「因為〇〇，我會晚到〇〇分鐘」就好，不把原本約好的時間當一回事。

但我認為，**時間等同於生命**。你的時間很寶貴，別人的時間也一樣寶貴，所以**哪怕只是1分鐘、1秒鐘，也不能因自己遲到而剝奪他人的寶貴時間**。且遲到慣犯會讓人覺得難以信任。就算個性再好，也難免給人散漫的印象。一個人總是遲到的話，想必沒有人敢把重要的工作交付給他吧。

因此我建議大家，在約定時間的10分鐘前抵達，確認好工作流程或會議內容等，這樣在工作或開會時也會更從容不迫。

THEME

39

進行人際關係的自我管理 三不五時重新審視一番

人的壓力恐怕有9成都來自於人際關係。人際關係的壓力會打亂自律神經，但人無法脫離人群而活，工作也勢必會與他人接觸。而且因為工作是維生的手段，所以許多人只能不斷忍受，最終導致心理問題。

我自己也是會為人際關係苦惱的人，因此很了解大家的感受。我的建議是，不妨**「訂出忍耐的期限」**。

例如，若是因為工作上的人際關係而苦惱，那就決定好自己要忍耐多久，例如1個月或2個月。到了期限屆滿時，如果已經無法再忍耐下去了，那就做出解除關係的行動，**不需要忍耐到把自己身體搞垮**。換工作或以書面表達自己的想法都無妨。抱著辭職的心理準備，把想說的話全部說個痛快也不失為好方法。

對不至於討厭，但會造成多餘人際關係負擔的應酬等活動最好也都推辭掉。重點在於三不五時審視自己的人際關係，跟合不來的人保持距離。

我們有時候光是想像要見到不喜歡的人，就會忍不住嘆氣。雖然日本有句俗話說「嘆氣會讓幸福跑掉」，但**從自律神經的觀點來看，反而是「嘆氣能讓人幸福」，嘆氣其實可以調理自律神經**。擔心、憂慮某件事會使身體緊繃、血管收縮，呼吸也會變淺，此時身體是處在交感神經優先運作的狀態。大大地嘆一口氣可以加深呼吸、改善血液循環，帶來放鬆的效果。

THEME

40

身邊的人也許會背叛你但成就不會背叛你

在職場上，或許會遇到「明明我做得要死要活，在公司最困難的時候把事情都扛下來，結果反而是什麼貢獻也沒有的人莫名其妙獲得升遷」的狀況。

每間公司都有自己的整體考量及人際關係，因此最好不要期待靠別人提拔自己。假設A和B兩人在公司裡各自有派系，你覺得跟著A有望升遷因此投靠過去，但A後來去世了，派系也就失去了勢力。這其實是常有的事。

因此我奉勸大家，**不要期待他人，應該優先考量自己能力所及的事**。如此一來，你就不會處處只能受他人擺布。

我留學時的指導教授是印度人。他是英國第一位當上兒童外科教授的印度人，雖然當時受盡了歧視，但現在已經是全世界知名的學者，之前他來日本時我們曾一起吃飯。父母為印度移民的蘇納克當時正好成為英國首相，媒體因而爭相報導。

我的指導教授在餐桌上告訴我，「只有你的努力與成果，是任何人都無法奪走的。」在我聽來，這是非常有分量的一句話。**一個人只要確實做出一番成績，任何人都無法奪走這樣的成就**。就算遇到種族歧視，成就仍然是無可否定的。

雖然俗話說「出頭的釘子會被打壓」，但突出到一個程度的話，就不會被打壓了。放手努力去做，讓自己徹底出頭吧。

THEME

41

不要對他人抱期待 記得肯定自己

想要避免因人際關係產生壓力，每天擁有好心情的話，**「不要對他人抱期待」是一大重點**。

尤其在工作上，我們往往會因為「我做了那麼多，為什麼得不到肯定？」、「我都那麼努力了，為什麼還要受這種對待？」之類的事累積壓力。

假設你在工作上幫自己的後輩解決了問題。如果我是後輩的話，知道之後一定會馬上去跟前輩道謝，畢竟不這樣做的話，出手幫忙的人會不開心。但不開心是因為對他人抱有期待，一開始不要抱期待的話就沒事了。

過去我在動手術時，曾有擔任助手的年輕醫師出錯，我差點因此當場發飆，但又隨即想到「是我自己不該期待年輕醫師一定能完美做好工作」，於是轉換心情，得以冷靜地彌補錯誤。因為「被我幫了竟然什麼表示也沒有」感到煩躁的話，只是帶給自己無謂的困擾而已。因為別人而把自己的人生弄得一團亂，是最愚蠢的事。

對自己不喜歡的主管或是會說自己壞話的同事抱持「希望對方肯定自己」、「希望對方更設身處地為人著想」、「希望能互相理解」等各種期待是沒用的。

不要再抱有「我都做了那麼多，總該肯定我了吧？」的想法了。你該做的是肯定自己「我已經很努力了」的事實。

自己讚美自己能幫助你擁有好心情。

THEME

42

發現自己快要生氣時就去走樓梯

我們在工作時常會有不開心，或情緒快要爆發的時候。有個詞叫作「憤怒管理」，對於商務人士而言，如何管理自己的憤怒和管理工作一樣重要。

「憤怒」這種爆發式的情緒會打亂自律神經，交感神經優先運作的狀態會持續約3小時，無法恢復原狀。由於血管收縮、血壓上升，還會增加腦梗塞、腦出血、心臟病發的風險，這樣當然不會有好心情。

這種時候不妨**大口深呼吸**。這樣做能讓副交感神經取得主導地位，幫助你冷靜下來。

但如果生氣到深呼吸也沒有用的話怎麼辦？遇到這種情況，就要透過身體來調理自律神經。如果人在公司，可以**爬1或2層樓的樓梯再走下來**。

但在樓梯跑上跑下的話，反而會令交感神經活躍，變得更煩躁，因此要慢慢地、有節奏地上下樓梯。如此一來，副交感神經會取得主導地位，心情也跟著平復。

怒氣湧上心頭時，離開自己所在的地方也有平息怒氣的效果。愈是認真或有正義感的人，愈是難以放下憤怒。憤怒是從自己內心湧現的情緒，難以控制是很正常的。

此時不妨想成「都是自律神經害的」，如果怒氣湧上來了，就以客觀的角度看待，告訴自己；「交感神經又在作怪了。」有時候怒氣就會瞬間平息，建議大家嘗試看看。

THEME

43

養成每天花30分鐘打掃一個地方的習慣

近年來有許多企業推行開放式辦公室，因此有些公司的員工是沒有自己的辦公桌的。那麼你的辦公桌有收拾整齊嗎？各種文件、資料、文具是否四散各處，空寶特瓶或餅乾包裝有沒有直接扔在桌上？

辦公桌沒有整理，就無法迅速找到需要的資料，自然會影響工作效率。

這兩三年因為疫情的關係，在家遠距上班的人變多了。有句話說，「家裡髒亂就是內心髒亂」，工作時如果看到家裡髒衣服丟得到處都是，或休息時看到一大堆沒洗的碗盤，一定會覺得「唉，要趕快收拾乾淨才行。」因而產生壓力，影響到自律神經。或者下班拖著疲憊的身軀回到家，眼前卻是一片髒亂的話，只會覺得更累。

因此我建議大家，**每天下班前花5分鐘將辦公桌整理到什麼東西都不剩，以及每天花30分鐘打掃家裡，把這當成習慣**。

國小到高中階段，學校都有「打掃時間」，其實「整理」這件事本身也具有調理自律神經的效果。維持乾淨整齊的狀態會讓內心感覺更舒暢，能夠專注於工作，更加積極有效率。

這種為了調理自律神經所做的打掃，重點在於**「1天1個地方，30分鐘以內」**。打掃範圍是廁所、廚房、玄關，或甚至抽屜、櫃子其中1層都可以，只要能在30分鐘以內結束，不會打掃得太趕就好。

而且每天做一點的話，年底就不需要大掃除了。

THEME

44

進行簡報或開會時緩解緊張的方法

工作中總會有「千萬不能搞砸」的重大時刻，像是在重要的會議上報告、談大案子時做簡報等。這種時候會讓人緊張、心跳加速，從一早就擔心自己能不能好好表現，心裡七上八下。

想為這類特殊狀況做好準備的話，平日就要有一套個人專屬的調適之道。例如，奧運選手或職業運動員在比賽前都會做一些固定動作或流程，這正是運動員調理自律神經的方法。

緩解緊張**最有效的方法就是深呼吸，其實把身體挺直、抬頭向上也可以**。因為這樣做能打開胸部，加深呼吸。另外，**「看手錶」**也是個好方法。專心看錶面或是手錶的指針，跟隨秒針的節奏可以讓副交感神經取得主導地位，產生放鬆的效果。

有時間的話也可以喝杯咖啡。咖啡中的咖啡因具有消除壓力、舒緩緊張的效果。不喝咖啡的話，喝1杯水刺激腸胃，也能提升副交感神經的運作。

有些人有每天早上都要先穿右腳鞋子之類的習慣，我自己則是會在門口說出：「SA、KE、TO、KA、ME。」（※此為日文發音）SA＝錢包，KE＝手機，TO＝手錶，KA＝鑰匙，ME＝名片，藉此確認自己是否有帶這些東西。完成這項例行公事，有助於做好出門的心理準備，避免發生出門後才發現「完蛋了！忘記帶名片了！」之類的狀況，減少影響心情的變數。

建議大家務必建立一套能讓自己找回平常心的調適方法。

THEME

45 抽菸會打亂自律神經並造成壓力

抽菸人口和可以抽菸的地方現在有愈來愈少的趨勢，但辦公大樓的吸菸區還是可以看見不少癮君子。許多人覺得工作遇到困難或心情煩躁時抽支菸會感覺舒暢許多，或讓心情平靜，**將香菸視為消除壓力的手段。但從自律神經的觀點來看，這樣做是大錯特錯**。

大家都知道，香菸中含有尼古丁。尼古丁會刺激交感神經，使大腦分泌快樂物質多巴胺，因此煩躁的情緒會暫時緩解。然而，多巴胺會使人成癮，當體內開始缺少尼古丁，就會變得焦躁不安，又想要尋求尼古丁。換句話說，

抽菸並不能消除壓力，反而會產生壓力。另外，尼古丁會使交感神經過度亢奮，造成自律神經紊亂。心跳變快、血壓上升、內臟運作變差等副作用也都有害健康。

想抽菸時可以藉由嚼口香糖讓副交感神經優先運作，和緩心情，但如果菸癮很大的話，很難忍住不抽，而且還會累積壓力。

一般認為，要擺脫尼古丁中毒、戒除菸癮需要1個月的時間。靠自己摸索反而有可能因為壓力而抽得更多，因此無法自行成功戒菸的人，建議還是去戒菸門診，尋求醫師的協助朝戒菸之路邁進。

THEME

46

愈是忙碌的時候
反而愈應該「慢慢動」

由於疫情的關係，許多人原本得早上7點半出門上班，但因為居家工作，只要8點半坐在電腦前就好了。但恐怕也有些人卻因此賴床，睡到最後一刻才爬起來，手忙腳亂地跑去開電腦。自律神經有一項特徵叫作「持續性」，如果早上急急忙忙、慌慌張張的狀態打亂了交感神經與副交感神經的平衡，這種混亂會延續一整天。

相反地，早上提前30分鐘起床，不慌不忙地刷牙、吃早餐、整理儀容等，將自律神經調整到良好狀態的話，接下來即使遇到狀況，自律神經也能很快回復到均衡的狀態。

例如，當你正在專心處理自己的工作時，如果主管突然交待「這個東西有點急，你先幫我處理一下。」你可能會覺得「幹嘛挑這時候打斷我？」而感到煩躁，結果刺激了交感神經，自律神經開始紊亂。這會造成心跳加速、做事變得沒有章法，更容易粗心大意犯錯。這種時候要記得「慢慢動」。**愈是慌張、匆忙的時候，愈是刻意放慢動作**可以幫你將自律神經調理好。

慢慢地深呼吸、慢慢地仔細寫字、慢慢地走去上廁所都可以。

就算動得再慢，也頂多比平常多花幾十秒或幾分鐘罷了。這個方法只需要少許時間就能讓自律神經恢復原狀，絕對值得一試。你的專注力、判斷力也會因此提升到最佳狀態。

THEME

47

週末去飯店住一晚享受一個人的時光

每天忙著工作的日子過久了，就會想要透過旅行等方式脫離日常生活，幫自己充電一下。去不一樣的地方看不一樣的風景、品嘗當地美食，是幫自己找回好心情、讓身心休息再出發的絕佳方法。

但真要去旅行的話，就得安排時間、好幾週前就訂好住宿，準備工作相當多。因此我建議**利用週末之類的時間去附近的飯店住一晚**就好。如果能去觀光景點的飯店或知名旅館等氣氛好的地方住宿當然是最棒的，但即使只是去住平日搭車路線上某一站的商務旅館也就夠了。

待在家裡得做家事、採買日常用品、幫家人辦事、收宅配……等，很難有可以獨自一人好好放空發呆的時間。

但飯店的房間是自己專屬的空間，不會受到任何人打擾。不用自己煮飯、收拾清洗碗盤，還可以去澡堂悠閒地泡澡，在房間裡看自己想看的書、看大螢幕的電視，盡情享受一個人的時光。

如果要照顧家人或寵物，不方便在外過夜的話，可以去「超級錢湯」之類的澡堂設施。這類設施都會提供可以休息或小睡的區域及按摩、美容等服務，無論是休假時在此悠閒地放鬆，或下班後來這裡待2、3個小時，都有助於轉換心情。

就算沒有時間或錢去旅行，還是可以設法給自己一段開心時光。

48

無論是咖啡廳或浴缸……找個能療癒內心的地方

第5章

用好心情
改變心境

THEME

48

無論是咖啡廳或浴缸……找個能療癒內心的地方

有一間咖啡廳是我的愛店，從我還在念大學時開始，到現在已經光顧這間店快40年了。

這間咖啡廳雖然位在東京市區的高樓大廈間，卻是四周綠意盎然的獨棟建築，來到這裡就彷彿置身於輕井澤、葉山等避暑勝地的咖啡廳。除了咖啡以外，店家還提供火腿起司三明治、法式吐司等輕食，我則是每次都點「起司蛋糕」。

考試前念書念到累了、論文寫不下去了、煩惱未來出路時、想整理思緒或拿出幹勁時，我一定會來這裡。這樣做能讓心情重開機，心靈得到「療癒」。

對我而言，這間咖啡廳就是提供「療癒」的地方，但並不是只有咖啡廳能做到這一點。展望台、家裡的浴缸、三溫暖、神社、健身房、游泳池等，任何地方都可以，希望大家都能**找到療癒自己內心的空間**。

傳統日式建築有所謂的「床之間」，雖然只有一張榻榻米大，卻在家裡提供了療癒心靈的角落。相反地，一定也有人在望著澀谷交叉路口或品川車站人潮川流不息的景象時，反而覺得內心平靜。因此，無論是怎樣的地點或環境都無妨。

相信對每個人而言，應該都有一個地方是「來到這裡，心情就會變得不一樣」，只是意識到這一點的人並不多。希望大家多留心觀察，找出那個能讓心情放鬆，專屬於你的「心靈療癒空間」。

THEME

49

把家人或明星、偶像的照片擺出來

歐美電影或電視劇中經常出現辦公桌上等地方擺有家人照片的場景。

我留學時也發現，教授會在自己的桌上放家庭照，也有醫生將生活照貼在診間裡。這在日本人看來或許有些難以置信，但由於歐美國家奉行個人主義，因此或許即便是職場，自己的辦公桌也會視為私人空間。

工作中稍微喘口氣，看看家人的照片可以使人感到平靜、心情變好，並產生動力繼續努力工作。

因此，雖然在辦公室或許不容易做到，但大家不妨在自己家的客廳、玄關、寢室等地方**擺放自己喜歡的照片**。像是自己小時候的照片、寵物的照片、喜歡的藝人或明星的照片都可以。在就算沒有刻意去看，也會自然而然映入眼簾的地方放上自己重視的人的照片、看了會開心的照片、喜歡的藝術品等，可以對自律神經帶來正面作用。

除了人物以外，風景照當然也可以。在散步時順便拍照是我的興趣，我把自己拍的照片給別人看後，沒想到也產生了調理自律神經的效果。

像是大海的照片可以消除莫名的不安；充滿生命力的花朵照片可以消除健康相關的不安；街景則能消除工作或金錢方面的不安；天空的照片可以消除對於未來的不安。

因此我建議大家在客廳放上自己喜歡的照片。

THEME

50

與動物互動藉此獲得「白色刺激」

你聽過藉由與馬之類的動物互動進行治療的「馬匹療法」或「動物療法」嗎？動物療法又可細分為「動物輔助治療」、「動物輔助活動」等，根據文獻紀錄，早在西元前400年，古希臘就會讓受傷的士兵騎馬進行復健。騎馬時具有節奏感的振動會刺激腦部，可望藉此改善身心機能。

除了馬以外，與貓、狗等動物互動的「寵物療法」也相當熱門。一般認為，在看護設施等機構接觸貓、狗之類的寵物能夠增加笑容及對話，有助於改善失智症、憂鬱症。

目前已知**與動物互動會讓大腦分泌有幸福荷爾蒙之稱的「血清素」**。動物可愛討喜的模樣會讓人不自覺地笑開懷，**提升副交感神經的運作**，我將此命名為**「白色刺激」**。

實際飼養貓、狗等動物進行互動是最佳的動物療法，但有些人可能因為居住環境的限制或過敏等因素無法做到。

如果是這樣的話，觀看動物的照片、影片也可以。現在有許多人會將寵物的照片或影片上傳至推特、ＩＧ、抖音等社群媒體，大家可以選擇自己喜歡的帳號追蹤。

但同時也必須注意「黑色刺激」。黑色刺激是與白色刺激相反，會令人感到不悅、不適的刺激。看到動物遭虐待、感到痛苦的畫面會令我們血管收縮、情緒緊繃、呼吸變淺。

千萬別忘了，我們需要接受的是毛茸茸的可愛動物帶來的白色刺激。

THEME

51

聽懷舊音樂或歌曲幫內心找回青春

電視上有時候會播放過去的熱門金曲合輯，其實**聽自己懷念的歌曲或音樂能消除煩燥不安的情緒**。

這是因為聽過去的音樂會讓人回想起快樂的青春歲月、內心彷彿穿越時空回到生活充實的日子，重返整個人充滿活力的年代。

尤其年輕時聽的搖滾或快節奏歌曲更是能帶來好心情，使身體也跟著節奏搖擺，整個人從內到外都彷彿變年輕了。其實這並不單純是因為懷念而已。

聽音樂覺得舒服、開心可說是一種本能反應，當我們聽音樂時，調節自律神經的腦部「下視丘」會受到刺激。

而且目前已知，同時具有①維持一定節奏或拍子，②音域（音樂的高低變化幅度）較窄這兩項特徵的音樂會活化副交感神經。我自己在感到煩躁或心情低落時，會聽吉米・罕醉克斯的音樂。

有些人在睡不好時會聽治療音樂或爵士樂、古典樂。但爵士樂曲有時會中途改變節奏或穿插不和諧音，因此如果想讓副交感神經居主導地位的話，節奏規則的搖滾樂較為理想。

聽音樂最好不要用耳機聽。如果持續長時間以大音量聽音樂，內耳的器官會受到影響，導致重聽。

因此建議大家布置好適合聽音樂的環境，播放自己過去喜歡、每首長度約4～5分鐘的歌，不需太聚精會神聽，當成背景音即可，幫內心調整狀態。

THEME

52

藉由芳香療法讓香氣成為自己的助力

我在英國留學時養成了用香水的習慣。從那時開始，我無論在家或工作的地方都會準備數種香水，視時間、地點、場合挑選使用。在「氣味」這種看不見的地方花心思可說是紳士淑女的禮節，使用香水也可以提升自我形象，使人更有自信。

從醫學觀點「香氣」也具有調理自律神經的效果。目前已經證實，聞到自己喜歡的氣味能改善末梢的血液循環，使副交感神經活躍運作。洗澡、聽音樂、閱讀等各種情境若能置身在自己喜歡的香氣之中，心情也會變好。

另外，氣味也與「記憶」有深刻的關係。例如，聞到菸味會想起自己的父親，聞到過去交往對象常用的香水會喚醒當時的美好回憶等，氣味可以帶人走進時光隧道。

目前已知，不同種類的香氣會帶給腦部各式各樣的影響，這正是芳香療法的原理。

例如，薰衣草的香氣會讓腦部發出α波，放鬆身心；檸檬等柑橘類香氣可以活化腦部；檜木、杉木的香氣則有放鬆、令人感到舒暢的效果，每種香氣的作用不同。芳香療法通常是使用擴香器讓香氣擴散，其實泡澡時在浴缸內滴入精油，或在枕頭邊放條滴有精油的手帕也可以。

喝薰衣草茶、洋甘菊茶等花草茶當然也有效，大家不妨多在生活中加入香氣的元素。

THEME

53

勇於挑戰新事物 經常抱持興奮期待的心情

上了年紀之後，你是否每年都覺得1個月、半年、1年一下就過去了？尤其工作忙碌的話，甚至可能回過神來才發現「已經12月了!?」

有一項研究找來了約3500名4～82歲的實驗對象，請實驗對象不看鐘錶，在感覺時間過了3分鐘時按下按鈕。結果發現，年紀愈大的人會超時愈久才按下按鈕。70多歲的人平均是3分18秒，幾乎比實際時間慢了1成。

換句話說，對於70多歲的人而言，1年1個多月的時間在感覺上像是只有1年，因此實際上的1年會讓他們覺得「這麼快就1年了？」

關於為什麼人會感覺時間過得愈來愈快，目前仍眾說紛紜，但已知的是，一段時間內如果有愈多活動，通常會感覺這段時間愈長。或許小朋友因為每天都在學習新事物，並有許多期待的事，所以覺得時間過得慢；大人則過著每天忙於工作，千篇一律的生活，時間就顯得過得很快。

知道了這些事以後，我**開始積極嘗試新事物，或是重新恢復過去中斷的興趣、習慣等**。

例如，我開始拍照、養狗，甚至重新拾回原本已放棄的高爾夫球。

我身邊有許多人退休之後多出了大把時間，卻又覺得時間多到不知怎麼用。正是這種人在感嘆：「明明什麼都沒做，1年一下子就過去了。」一真要問我的話，我會說**就是因為什麼都沒做，所以才會覺得時間過得快**。希望大家都能找到自己的興趣，每天過得神采奕奕。

THEME

54 偶爾偷懶一下、有些事不做也無妨

這本書介紹了各式各樣讓自己擁有好心情的方法，但並不是所有方法都一定得實踐才行。

這是因為要做到百分之百執行到位的話，就會感受到「我必須〇〇才行」的壓力；萬一不小心忘了做某件事，同樣會影響到心情。原本的目的是要讓心情變好，但最後心情反而變差的話就失去意義了。

例如，我在82頁建議大家每天晚上寫3行日記，但我自己也不是365天每天都有寫。如果太忙或覺得自己狀態不佳的話，我就會偷懶不寫。但我的心態

是「偷懶一下沒關係」、「跳過一次沒關係」，不會把沒寫這件事放在心上，隔天開始再繼續寫就好。

日本人生性認真，只要電視上說某某東西對身體好，隔天超市就會銷售一空。大家都很努力實踐專家教導的各種方法或祕訣。但是不是也有許多人只要一天沒做到，或是不小心忘記了，馬上就會感到挫折沮喪，選擇放棄呢？甚至還因此自責「我又只有三分鐘熱度了……」進而影響心情，造成自律神經的紊亂。

日常的累積固然重要，但完美主義只會造成反效果。一件事情就算有再大好處，如果沒有時間或其實沒有心情的話，**不用逼自己每天都要做。偶爾偷懶一次沒關係的**。

THEME

55

同時承受好幾項壓力心情反而會比較輕鬆

現代社會充滿了壓力。工作、家庭、對未來或健康的不安等，我們身邊充斥著各種壓力。所有會造成刺激的東西其實都是壓力，因此溫度變化、噪音同樣是壓力，PM2．5之類的公害或甚至花粉也是壓力。

這些壓力會刺激交感神經，花粉等物質還會在體內引發過敏反應，對身心造成巨大影響。

因此自古至今，無論東西方都發展出了各種消除壓力，幫助我們調理身心的方法，像是冥想、瑜珈、芳香療法等。本書當然也介紹了各式各樣的方法，幫助大家調理被壓力打亂的自律神經。

但人只要活著，就很難沒有壓力。因此我們不妨逆向思考。

大家在十幾歲的時候，應該都有為了戀愛煩惱得要死要活的經驗吧？或者小學的時候因為隔天營養午餐有自己討厭的東西而想請假、颱風來的時候拚命祈禱放颱風假等等。

長大之後我們往往會納悶，「為何當時如此煩惱？」這是因為**只有單一壓力的話，反而會被這項壓力困住**，壓力就有如沼澤，讓人愈陷愈深。

人會有壓力是再正常不過的事。而且同時承受好幾項壓力的話，煩惱反而不會集中在同一個地方。「只要能撐過去，以後回頭看現在的壓力都會覺得其實微不足道」的想法可以讓你更能承受當下的壓力。

THEME

56

1天留30分鐘專注在自己喜歡的事情上

相信許多人每天忙著應付工作或家事，根本沒有自己的時間。

尤其如果是和家人同住，更加沒有地方也沒有時間獨處，唯一的機會恐怕只剩洗澡或上廁所的時候。當大家搶著要上廁所時，如果在裡面待久一點，還會被催促「快一點！」

如果沒有自己專屬的休息時間，會使人焦躁、自律神經紊亂，當然不可能有好心情。

因此我建議大家，**每天設法空出30分鐘的時間，用來做自己喜歡的事**。無論是種植花草、種菜、練習樂器、上網看影片、去咖啡廳悠閒地坐一坐……這30分鐘要拿來做什麼都可以。由於只有30分鐘，能做的事情有限；但反過來說，正因為30分鐘不長，所以不難排進每天的行程之中。以我自己為例，我每天會帶家裡的狗出門散步，順便拍照。

這30分鐘要怎麼用都可以，但重點是必須**記得「這段時間對於調理我的自律神經很有益處」**。希望大家將這當成「可以專心在興趣上的時間」，利用這30分鐘做自己真正喜歡或想做的事，而不是漫不經心地隨便打發時間。

就算每天只有30分鐘，主動空出時間做自己想做的事不僅能將紊亂的自律神經調理好，也能讓你在面對眼前的工作或家事時有所期待，為生活增添更多變化。

THEME

57

別人是別人，自己是自己 不要被他人的意見左右

工作、交友、與家人或親戚的相處等人際關係帶來的壓力可說是不計其數，這些人際關係的壓力是打亂自律神經的主因之一。

尤其社群媒體的興起，往往讓我們陷入與他人的比較之中。無論工作或私生活，看到的都是他人耀眼的一面，因而產生「自己比較差」的自卑感；也有可能因為網路上無心的留言造成他人誤解，引發不必要的糾紛等。

活在這樣的時代，最重要的是確實建立自己的準則，堅信「別人是別人，自己是自己」，不要讓自己的心隨便受到他人的意見影響。

別人想說什麼就讓對方說，畢竟我們自己也無法改變他人的行為。總之，**「不要放在心上，不予理會」是最好的因應之道**。

如果覺得心情好像受到影響了，不要去看社群媒體也是一個方法。

萬一這樣做之後還是會因為與他人比較而失落，或有事情令你不安、擔心、不開心的話，不妨**在心裡做一個「壞事收納箱」**。

首先，請實際在心裡想像一個箱子。

箱子可以是你喜歡的顏色或形狀，決定好箱子要用來裝哪一種煩惱之後，就想像自己將這些情緒全部裝進去，然後關起來上鎖。

接下來**告訴自己，「擔心的事、不開心的事都已經鎖起來了，暫時不要打開。」**雖然這些事情實際上並沒有消失，但像這樣進行切割，相信能讓心情逐漸穩定下來。

THEME

58

生活中累積的壓力就和眼淚一起流掉

絕大多數的壓力都不是突然憑空冒出來的，而是一點一滴地累積，某一天到達極限後才一口氣爆發。

壓力是一種傳達恐懼或不安的信號，因此必須認真看待，並在壓力還沒變大前趕緊先做處理。

這就像感覺天氣變涼時便穿上外套，如果已經覺得「好冷」還一直忍耐的話，最後說不定會凍傷。

我們的內心也一樣。想要擁有好心情、避免內心出問題的話，遇到壓力就要盡早解決。

消除壓力的方法很多，**「好好哭一場」其實也是很好的方法**。看會讓人落淚的電影、書、影片等，任何媒介都可以。

我們在哭泣時情緒是激動的，等於處在亢奮狀態。**流淚並放聲大哭會使交感神經猛然受到刺激**，如此一來，**副交感神經的開關會打開，以平息交感神經，所以哭過之後會感到放鬆**。

除了大哭一場外，「笑」其實也能消除壓力。觀看搞笑綜藝節目或喜劇電影被逗笑時，腦部會分泌有腦內嗎啡之稱的內啡肽，有助於減輕不安、痛苦之類的精神壓力。另外像雲霄飛車、鬼屋、恐怖電影之類的「恐怖」同樣有讓腦部分泌內啡肽的效果，不僅帶來神清氣爽的感覺，還可以重新整理心情。因此希望大家務必在壓力剛萌芽時就盡快處理。

THEME

59

身與心是相連的
運動有助於改善內心狀態

相信不少心理素質並不是很強大，容易情緒低落的人常有「我要堅強一點」的念頭，並且會告訴自己「換個心情，加油！」或是激勵自己「不可以再這麼軟弱了！」

但是，從心理層面解決心理問題其實沒那麼容易。這是因為當我們有煩惱或情緒低落時，自律神經已經紊亂了，在這種狀態下還想要增強心理素質是不可能的。因此我建議的方法是**「透過身體解決心理的問題」**。

身與心是緊密相連的。大家應該時常有緊張的時候（＝心）會肚子痛（＝身）、放聲大笑（＝身）會感覺心情舒暢（＝心）之類的經驗。我們的身與心是透過自律神經相連，身體緊繃的話會打亂自律神經影響心理；相反地，按摩、泡澡改善血液循環的話，內心也會跟著放鬆。因此，**想解決心理問題的話，就去做一些能讓心情放鬆的事**。

例如，因為工作出錯而感到沮喪的話，不妨離開座位去上樓梯、下樓梯，在不會讓自己累到的前提下來回走個幾趟，只走1～2層樓也沒關係。四周沒人的話，在屋頂或走廊小跳步也很有效。

運動可以改善血液循環，而且節奏性的動作能提升副交感神經的運作，讓人自然而然產生「不用在意，下次小心點不要出錯就好」的正向想法。

THEME

60

「怒氣」要趕快排解而不是直接爆發出來

當我們覺得煩躁或是對某人感到「生氣」時，會打亂自律神經。想讓自己擁有好心情的話，第一件要做的事，就是保持情緒平靜。

那要怎麼做才能控制「怒氣」呢？如果是同事或朋友的話，還可以設法避開對方，但當惹怒你的人是家人時就麻煩了。遇到這種狀況時，110頁介紹過的上下樓梯是一個方法。但最重要的是不要在心裡覺得都是對方的錯，應該要好好檢討自己。也就是拋棄「我明明做那麼多了」的想法，改站在「我只做到這些，怪不得會這樣」的角度思考。

讓怒氣直接爆發沒有任何好處。選擇大聲斥責、怪罪對方沒盡到責任的話，不僅自己會感到煩躁，對方也會因為被罵而更加不高興，形成惡性循環。不要開口罵人的話，就什麼也不會發生，雙方都能舒舒服服睡個好覺。如果罵出口了，反而會給自己帶來壓力，變得更煩躁。

由於我們面對家人或至親不像對外人有那麼多顧慮，因此怒氣往往會像滾雪球般愈滾愈大，最後變得一發不可收拾。

我自己在生氣想罵人時，會選擇先離開，去販賣機買罐咖啡。**怒氣就丟進販賣機旁邊的垃圾桶吧**。

當我買完咖啡走回原處後，心裡也會冷靜下來。總之請大家牢記在心，選擇罵人發洩怒氣的話就一切都完了。

THEME

61

如果想說別人壞話 就在洗澡時說給自己聽

主管、下屬、朋友、家人……每個人都有想說別人壞話的時候。但壞話一旦說出口了，就會破壞你們之間的關係。

所以壞話只要留在心裡就好，不要說出口，跟別人講只會製造麻煩。

但一個人悶在心裡形成壓力的話，對自律神經也不是好事。因此我建議，**等到自己一個人獨處的時候再說**。

對著想像的說話對象抱怨「他真的很過分耶！」之類的事，或是替自己打氣「但我會撐下去的！」可以讓心態變得積極正向。

實際經由嘴巴說出來比在心裡自言自語更有排毒的效果，神奇的是，發洩、抱怨完後，情緒也會逐漸平復。趁洗澡的時候說或對著現在流行的智慧音響說都是不錯的選擇。

養成了自己一個人解決的習慣後，就不會在別人面前不小心說出不該說的話，可以減少人際關係方面的問題。

有些人會向好友說不在場的第三者的壞話，你以為「這件事只有我們兩個人知道」，但事情一定會傳出去的。而且還有可能是經過加油添醋後傳回當事人耳中，就算朋友好心想居中幫忙修復關係，也搞不好會收到反效果，連你說了對方壞話的事也跟著曝光。

如果能做到不說別人的壞話，世界上的紛爭也會跟著減少，讓每個人都擁有好心情。

THEME

62

把握當下 向幫助過自己的人表達謝意

在新冠肺炎疫情肆虐期間，人與人的接觸頓時減少許多。即使疫情平息下來了，相信還是有許多人不敢像過去那樣前往人多的地方或放心在外用餐。但我認為，我們反而應該趁這段時間**藉由「感謝」創造與他人見面的機會，將此當作促使自己行動的動力**。

相信每個人心情低落、工作上出現瓶頸或遇到個人方面的問題時，都曾經找人商量或得到別人的協助。但絕大多數的人都只是在對方跟自己聊過之後說聲「謝謝」，很少有人會告知對方自己後續的狀況。

假設你曾經找人商量該不該換工作，就算那已經是5年前的事了，我也建議務必向對方表達感謝之意，像是「真的很感謝你當時給我建議，多虧有你，我換了工作之後做得相當順利」等等。

如果是因為不知道新冠肺炎何時才會消失無蹤，抱著「等到疫情完全過去了再見面」的想法而不行動，我認為更應該**「現在」就起身行動**。

就算疫情真的結束了，想等到疫情完全過去才行動的人也會用「太冷了」、「等回暖再說」、「連假前太忙了」等理由找各式各樣的藉口拖延。

無論是與病毒共存的階段，或是後疫情時代，都應該積極主動去見過去幫助過我們的人，表達感謝之意，這樣做也有助於找回疫情前的正常生活。

THEME

63

不吝惜稱讚他人能得到更多機會

我留學時的指導教授是個非常會稱讚別人的人。「這項研究會震撼全世界的！」他總是像這樣對我讚不絕口。雖然我自己真正的想法是「這又不是什麼大不了的研究，不會震撼世界啦。」不過受到稱讚當然還是很開心。外國人不見得會稱讚自己，但都很懂得稱讚他人；但日本人則是除非真有什麼了不起的事，不然不會輕易將讚美說出口。

我認為，**「稱讚」是人際關係中最重要的關鍵，甚至會影響到往後的人生**。例如，有時候我們可能只是因為不小心說了某句話，就使得人生走上另一個方向，結果失去了等待在原本前進方向上的所有機會。40多歲的壯年時期正是我在事業上開始得意的時候，但那時的我其實經常頂撞主管，也曾對下屬破口大罵。現在回想起來，這些行為似乎讓我失去了不少機會。如果當時我能忍著不要口出惡言，或許人際關係會變得更好，在10年、20年後帶來機會。

每個人一定都有優點。無論對方是主管、下屬、家人、朋友，與你是什麼關係，只要給予「好厲害喔」、「這很不容易吧」、「辛苦你了」等稱讚，不僅對方聽了開心，你的心情也會變好。

如果你生氣，對方也會不開心，只會造成關係惡化，一點好處也沒有。**試著稱讚他人，讓彼此都擁有美好的未來吧**。

THEME

64

不要只想著賺錢 不賺也不虧就好

「老後2000萬圓問題」近來在日本引發了熱烈討論。這指的是如果希望老年後的生活不需為金錢擔憂，必須要準備好2000萬圓。相信許多人都因此覺得必須早點存錢為以後打算。

現在不像過去，只要把錢存在銀行就會有利息，所以有愈來愈多人研究投資、股票等。

但**面對錢這件事，最重要的其實是不要有「一定得賺錢才行」、「一定要讓財產變多」的想法**。

無論投資或股票，「賺錢」、「讓錢變多」的念頭都會形成壓力，因此不管金額多寡，**用「不賺也不虧就好」的心態去面對是最好的**。畢竟沒有進行投資、沒有買賣股票的話，財產本來就不會變多也不會變少，只要沒虧錢的話，那就等於「賺到了」。

但人終究是有慾望的，所以會產生「既然要投資那就要賺多一點」的想法，結果被高風險、高報酬的金融商品吸引，最後以賠錢收場。

想要時常維持好心情，就應該腳踏實地過日子，不要像這樣冒險，才不會過得提心吊膽、打亂自律神經。

我建議大家先檢討自己的用錢方式，思考一下有沒有不必要的花費。接著再捫心自問，自己的人生究竟需要什麼、不需要什麼，或許就會發現其實並不需要那麼多錢。

錢再多也帶不進墳墓。在自己離世的時候，財產也同樣是不賺不賠。

70

運用一比二呼吸法
活化副交感神經

第6章

用好心情
打造健康身體

THEME

65

緩解頸部僵硬 放鬆交感神經

很多人應該都聽過「手機頸」這個詞。對於手機不離身的現代人而言，這是相當常見的現代病。

人的頸部正常來說是帶有弧度的，一直低頭前傾盯著手機螢幕看，會使得頸椎變為筆直的狀態，造成頸部僵硬、疼痛，甚至導致駝背、腰痛等。頸部不僅有大條的血管集中在此，控制血液流動的「星狀神經節」及主要由副交感神經構成的「迷走神經」也都在頸部附近。因此，頸部僵硬會影響星狀神經節及迷走神經的運作，打亂自律神經的均衡。

有鑑於此，**我建議大家定期做緩解頸部僵硬的運動**。方法很簡單，雙手交叉置於胸前，然後頸部慢慢地大動作繞圈即可。手放在胸前可以穩定身體核心，比起單純的頸部繞圈更有效。建議大家在工作或做家事的空檔等，有空時想到就做，往右轉、往左轉，建立起習慣。

當頸部不再僵硬，血液循環也會變好，還能改善腸道狀態。

除了轉動頸部以外，**溫暖頸部也很有效**。星狀神經節正好位在頸部與鎖骨交界處，用熱毛巾等物品溫暖該處，可以和緩交感神經的運作，放鬆心情。

感到焦慮、煩躁時，溫暖頸部可以令副交感神經優先運作，讓心情平靜下來。除了冬天要做好穿高領衣物、圍圍巾或戴頸套等禦寒措施外，夏天也要小心頸部因吹冷氣而著涼。穿著領口較低的衣物時，建議圍條絲巾等。

THEME

66

用石頭、布運動幫自己消除緊張

深呼吸能有效緩解緊張，幫助自己放鬆，但如果平時沒有深呼吸的習慣，在這種時候一直提醒自己「記得深呼吸」的話，反而有可能因為太過在意使得呼吸變淺。或是回過神來才發現自己呼吸急促，結果變得更加緊張，完全無法維持好心情、好狀態。

遇到這種狀況時，我建議**雙手重複做「打開、握拳」的動作**。先將手盡量張開，就像猜拳時出「布」一樣，手指伸直，然後握拳，像是在出「石頭」，接著再張開。就這樣重複做石頭、布運動。

我們在想要拿出幹勁、激勵自己的時候，經常會握緊拳頭。如此一來，交感神經的作用會使得身體僵硬，身體則又會影響心理，反而令自己更緊張。另外，用力握緊拳頭會影響指尖的血液循環，氧氣及養分無法送往毛細血管的話，副交感神經的運作會變得更差。

以運動來舉例或許能讓大家更容易理解。無論是打高爾夫球或網球，如果死命緊握住球桿或球拍，是做不出好的動作的。想要提升表現的話，拳頭就不能「握死」。

石頭、布運動並不困難，不過實際在做時有兩項重點，分別是**握拳時拇指不要出力，以及手張開時盡量張大，像是手指朝後往手背方向反折一般**。

THEME

67

「輕敲」可以調理自律神經讓心情穩定下來

「輕敲」是緩解一天下來的緊繃及疲勞的好方法。

所謂輕敲就是用手指輕輕地、有節奏地敲打頭部及臉部的穴道。手指不需要像按摩那樣出力，就能夠刺激肌肉及血管，調理自律神經，並改善腸道及內臟的運作。

以下會介紹3種對自律神經有幫助的穴道輕敲方法。雖說是穴道，但並不是要精準按壓穴位，而是**一面用手指滑過穴道集中的部位，一面輕輕敲打**。

輕敲是用雙手的食指、中指、無名指，共6隻手指以1秒2次或3次的節奏敲打，不需要特別用力，只要以指尖若有似無地碰觸就可以了。

①輕敲頭部……從頭頂朝頸根處反覆輕敲。接著在太陽穴旁的頭部側面由上往下輕敲。

②輕敲臉部……依照額頭↓眉間↓眉毛↓眼周↓臉頰↓人中↓下巴的順序輕敲。

③輕敲手腕……輕敲手腕內側往上3隻手指寬的部位。此處有能夠調理副交感神經的穴道，因此在感到煩躁或不安時輕敲此處很有效。另外也同樣建議輕敲手背。

輕敲的次數並沒有硬性規定，只要覺得舒服了就OK。1天輕敲1分鐘左右便能達到放鬆的效果，因此希望大家養成這個習慣。感覺缺乏幹勁時則可以輕捏無名指的第一指節刺激交感神經，幫自己振奮精神。

THEME

68

利用工作或做家事的空檔進行「1分鐘運動」

WHO（世界衛生組織）指出，某項研究針對一天坐在椅子上不到4小時的人與坐在椅子上4~8小時、8~11小時、11小時以上的人進行比較，發現即使達到WHO建議的身體活動量，坐在椅子上的時間愈長，死亡風險仍舊愈高。

至於日本人一天坐在椅子上的時間則為平均7小時，是全世界最長的。長時間坐著會使血液循環變差、肌肉的代謝下降，提高心肌梗塞、腦血管疾病、糖尿病、失智症的風險。

因此我建議利用工作的空檔，**1個小時做1次「1分鐘運動」**。做這些運動可以調理自律神經、緩和心情，讓人更有精神及活力。

①左右傾……雙腳與肩同寬，舉起雙手並交叉。一面大口吸氣一面將手往上伸，接著一面吐氣一面往右側傾倒。再依相同方式往左側傾倒。

②轉身體……在①的手舉起的狀態下，一面深呼吸一面花4秒鐘將上半身往右轉。再依相同方式往左轉。

③身體前彎……在①的手舉起、吸氣的狀態下，花4秒鐘一面吐氣一面將上半身往前彎，然後一面吸氣一面回到原本位置。

④左右扭轉……花4秒鐘一面吸氣一面將雙手往右上方舉並扭轉上半身。一面吐氣一面回到原本位置，再依相同方式往左扭轉。

THEME

69

不用去健身房操作器材一樣能擁有理想體態！

近年來有愈來愈多人開始在意自己的體態，會去健身房健身。鍛鍊出心目中理想的體態的確能讓人心情變好，但健身房的重訓之類的無氧運動會刺激交感神經。而且鍛鍊肌肉固然重要，但如果沒有做充分的伸展等動作維持身體的柔軟度，反而容易受傷或感到不適。

因此我要向大家推薦**「等長訓練」**。這是一種不需使用器材、沒有劇烈動作，鍛鍊核心及肌肉的訓練。據說著名的動作明星李小龍也是等長訓練的愛好者。

近年來，頂尖運動員也十分注重藉由強調平衡的核心訓練及伸展等提升柔軟度，會避免過度訓練，不再單純追求增加肌肉。

等長訓練的等長是指「等長肌肉收縮」，透過**在施加一定程度負荷的狀態下維持穩定進行鍛鍊**。舉例來說，大家可以想像「空氣椅」或「棒式」等動作。太極拳或許也可以算是一種等長訓練。

進行等長訓時，最重要的是記得維持自然的呼吸。我們往往會在肌肉用力時憋氣，但這項訓練的重點就在於不要停住呼吸。等長訓練是讓你傾聽自己身體的聲音，不需勉強去做，能夠鍛鍊肌肉而且不會打亂自律神經的先進訓練方式。

THEME

70 運用一比二呼吸法活化副交感神經

當我們緊張、煩躁時，深呼吸固然重要，但也不代表除此之外的呼吸就可以敷衍了事。人1天會呼吸多達2萬次，但絕大多數的人恐怕都沒有特別對呼吸留意。

人緊張的時候，是由交感神經居主導地位，使得血管收縮，呼吸變淺、變快。相反地，放鬆時則是副交感神經居主導地位，血管會擴張、血壓下降，呼吸也會變慢。

主動調整呼吸能夠讓副交感神經取得主導地位，心情因此放鬆。我自己使用的方法是「一比二呼吸法」。

這個方法是**將吸氣與吐氣時間的比例控制在「1：2」**。若是「1、2、3」花3秒從鼻子吸氣的話，吐氣時就「1、2、3、4、5、6」花6秒從嘴巴吐氣。習慣之後也可以花4秒吸氣、8秒吐氣。進行這套呼吸方法時，一面挺直背部、抬頭往上看，一面呼吸可以吸入更多空氣，加深呼吸。

瑜珈、冥想、打坐、太極拳、近年來在商務人士間流行的正念覺察等，都強調呼吸的重要性，這也是因為呼吸對自律神經深具影響力，會左右身心的健康。

我的研究室也在進行實驗後發現，**1天進行1次3分鐘的「一比二呼吸法」能夠提升自律神經的狀態**。注意力不足、感覺有壓力或焦慮的時候，不妨試試看這個方法。

THEME

71

「慢深蹲」可以改善血液循環使人神清氣爽

聽到「深蹲」，相信大家都會覺得這是鍛鍊下半身的動作。事實上，人下半身會隨著年紀變大而愈來愈虛弱，因此必須鍛鍊肌肉。深蹲可以鍛鍊大腿前側的股四頭肌、臀部的臀大肌等大肌肉，有效增加肌肉量。另外還有提升下半身的柔軟度、令核心更穩定的效果。

其實深蹲還有更多好處，維持自律神經的均衡便是其中之一。我們的心臟就像幫浦一樣，將血液送往全身，而負責將血液送回心臟的，則是小腿的肌肉。藉由深蹲鍛鍊下半身，可以提升下半身回送血液的機能，藉此改善血液循環。

因此我要向大家推薦**每天做我獨創的小林式「慢深蹲」**。

首先，雙腳打開與肩同寬，雙手置於後腦，一面花4秒吐氣，一面彎曲膝蓋往下蹲。接著再一面花4秒吸氣，一面伸直膝蓋站起。要注意的重點是膝蓋彎曲至60度即可，上半身打直不要往前傾。

慢深蹲與一般重訓不同，是在不需勉強的範圍內重複蹲下的動作，只要大腿感覺到有負擔就夠了。1組做數分鐘即可，負擔也不大，可以輕鬆地持續下去。

慢深蹲是搭配呼吸一同進行的，因此有助於加深呼吸，讓副交感神經優先運作。換句話說，這是一種能幫助你擁有好心情的運動。

THEME

72

「走路」是運動的基礎 有機會的話盡可能多走樓梯

「運動」對於調理自律神經有重要的功效。交感神經與副交感神經間的均衡是自律神經的一大關鍵，而要取得這兩者的均衡，則有賴於**自律神經的活化能力「總體活性」**。總體活性若是下降，交感神經與副交感神經便會失衡，引發各種憂鬱症狀。**「運動」則是提升總體活性不可或缺的一環**。

不過不用擔心，所謂的「運動」並不是要你去健身房做仰臥推舉之類的。其實，通勤或做家事等日常生活的行為之中，就可以加入相當程度的運動。

走路到車站或在公司內走動時跨得比平常大步，不搭電扶梯改走樓梯等都是不錯的方法。另外，購物的時候提重物，打掃浴室或曬衣服時注意自己的姿勢、腹部記得出力等，都可以提升運動量。

只要像以上所提的，**在日常生活中盡可能提醒自己「動起來」，便能夠提升自律神經的總體活性**。

自律神經的運作變好能促進腸的蠕動，腸道環境也會有所改善，並影響到腦部。近來的研究發現，「腸的所有資訊會集中在肝臟，然後透過迷走神經傳達至腦部。」

由於大家在新冠肺炎疫情期間沒什麼機會外出及運動，導致我服務的醫院增加了許多因自律神經紊亂而感到頭痛、頭暈、食慾不振、疲勞的門診患者。因此從現在起務必要在日常生活中建立「多動」的習慣。

後記

打造新的世界與新的自己

新冠肺炎疫情使我們的生活產生了巨變。雖然常聽到有人說「希望趕快回到原本的生活」，但我反而覺得不要回到原本的日子比較好。這是因為想變回跟以前一樣根本是不可能的事。

不只是新冠肺炎，人類在遇到災難或難受的事情時，都會有「希望回到過去」的念頭。但請你仔細想一想，過去真的比較幸福嗎？這是不可能的。原因並不是「過去被美化了」，只是我們往往會覺得過去曾經有過很美好的事而已。

過去一樣有煩惱、有難過的事，但因為我們已經走過來了，所以才會覺得留下的都是好的回憶。

時間是無法倒流的。

而且我們年紀都大了，環境也不一樣了，回到過去的日子是不可能的。比起這種事，**思考如何打造新的世界、打造新的自己迎向未來才是更重要的**。

所謂的打造「新的世界」、「新的自己」並不是要做什麼很了不起的事。以我自己為例，疫情期間我對自己堆滿文件及資料的研究室做了斷捨離，重新布置一番。只要像這樣改變自己所在的環境，就能打造出新的自己。

一個人能否做出類似的行動，或許將會影響往後10年、20年的人生。

如果在疫情期間做問卷調查的話，雖然程度可能有高低之別，但覺得心情鬱悶、感到不安，陷入憂鬱狀態的人恐怕接近了100%。

在過去的歷史中，有很長一段時間都是只要控制好與自己有關的事物，壓力就不會是問題。但到了現在，新冠肺炎疫情在我們的壓力來源之中就佔了3成，每個人都承受著壓力已經是常態。

所以，如果無法察覺這3成的壓力來源，正確掌握壓力、面對壓力的話，是無法打造新的世界的。

疫情使得每個人都陷入了慢性疲勞症候群狀態

在疫情肆虐的這3年，我們身處的世界完全失常。

這個世界的潮流大勢是每個人的意識集合起來推動的，每個人都是驅動社會的齒輪，齒輪如果失控、停下來了，會影響到整個國家的經濟。

我每個月會前往醫療訴訟諮詢的辦公室2次。雖然辦公室所在的大樓、區域看起來人潮已經恢復得差不多，但卻感覺不到活力。

這是因為新冠肺炎疫情是一種社會性的疾病，就像拳擊比賽中用拳頭重擊腹部般，對每個人的內心造成了傷害，使得我們陷入了類似慢性疲勞症候群的狀態，奪走我們的希望、朝氣、光明。

很多人都說，出國念書或工作2年，回國後得花上4年才能重新建立起自己的生活節奏或型態。如果是留學3年的話，就得花上6年，需要多1倍的時間。

疫情這3年可說是產生了天翻地覆的巨變，因此要讓內心重新站起來的話，必須花上6年的時間。於是如何過好接下來的這6年就顯得格外重要。我已經開始設法讓自己重新站起來了。促成我這麼做的契機，是研究室的斷捨離。

我在大學任教的時間只剩3年半左右，意識到這件事後，我並沒有只求安穩過完這段日子就好，而是決定要用充滿創造力的方式度過剩下的3年，**第一件事就是先重新布置研究室**。

這麼做之後，不僅研究室的感覺不一樣了，我自己的心情也不一樣了，從內心湧現活力。這件事在我重新站起來的過程中也帶來了不小的幫助。

疫情前我甚至在思考要如何安排自己的身後事，但現在已經完全不去想這些，內心充滿積極正向的想法，不斷挑戰新的事物。我還在YouTube上建立了個人頻道「小林醫師健康塾」。

從早上起床後喝1杯水做起

雖然我自認為是個正向思考的人，但內心一樣曾因為疫情而消沉，很多事情都嫌麻煩、提不起勁去做。

但幸好疫情期間常有媒體就「如何在疫情期間保持心理健康」、「如何調理自律神經」等主題採訪我，我因此有機會思考，怎麼做才能走出疫情期間的憂鬱狀態。

歐美各國早已擺脫疫情，進入與病毒共存的階段，日本卻仍在統計目前爆發的是第幾波疫情。困在疫情中愈久，疫情對我們內心的影響就愈大，甚至會波及勞動生產力，嚴重打擊經濟。

眼睛只盯著疫情看的話是會被跌倒的。

新冠肺炎疫情就像一頭怪獸，透過「恐懼」、「不安」擾亂了我們的自律神經。自律神經與心臟、肺、腸的運作都有密切關聯，直接關乎到「生命」。

自律神經一旦紊亂，不只是身體，心理也會出問題。

我自己實際上每天為病患看診便感受到，大家都失去了活力，身、心各方面都出現問題。

因此，**如果發現自己的活力不如以往，可以從本書介紹的「早上起床後喝1杯水」、「整理抽屜」、「走樓梯」、「步行一站的距離」、「去遠一點的便利商店」等小地方做起，一點一滴提升自己的心情及狀態。**

不用一開始就做「加入健身房會員去運動」這麼高難度的事，但如果不從低難度的事一點一滴逐漸改善，會很難超越這3年累積下來的障礙。而且，只要早上起床後喝1杯水，就足以創造新的開始了。

希望這本書能為大家提供各種有助於改善心情的方法，並讓大家更有動力面對每一天的挑戰，擁有健康的身心。

裝幀・本文設計／高山圭佑
設計／金安 亮
編集協助／下関崇子、長谷川 華（はなぱんち）
責任編輯／一久保法士（主婦の友社）

上機嫌の習慣

自律神經名醫親自傳授
用好心情創造好人生

出　　版／楓葉社文化事業有限公司
地　　址／新北市板橋區信義路163巷3號10樓
郵政劃撥／19907596 楓書坊文化出版社
網　　址／www.maplebook.com.tw
電　　話／02-2957-6096
傳　　真／02-2957-6435
作　　者／小林弘幸
翻　　譯／甘為治
責任編輯／吳婕妤
內文排版／謝政龍
港澳經銷／泛華發行代理有限公司
定　　價／350元
初版日期／2024年6月

國家圖書館出版品預行編目資料

自律神經名醫親自傳授：用好心情創造好人生／小林弘幸作；甘為治譯. -- 初版. -- 新北市：楓葉社文化事業有限公司, 2024.06　面；　公分

ISBN 978-986-370-685-4（平裝）

1. 自主神經系統疾病　2. 健康法

415.943　　113005914